Ines KAMMOUN
Sana SELLAMI
Salaheddine REKIK

DORES NOS MEMBROS SUPERIORES

Ines KAMMOUN
Sana SELLAMI
Salaheddine REKIK

DORES NOS MEMBROS SUPERIORES

Estratégia de exploração eletromiográfica para dor nos membros superiores

ScienciaScripts

Imprint

Cover image: www.ingimage.com

This book is a translation from the original published under ISBN 978-620-3-44839-9.

Publisher:
Sciencia Scripts
is a trademark of
Dodo Books Indian Ocean Ltd. and OmniScriptum S.R.L publishing group

120 High Road, East Finchley, London, N2 9ED, United Kingdom
Str. Armeneasca 28/1, office 1, Chisinau MD-2012, Republic of Moldova, Europe
Printed at: see last page
ISBN: 978-620-5-62109-7

DORES NOS MEMBROS SUPERIORES
ESTRATÉGIA DE EXPLORAÇÃO ELECTRO-EUROMIOGRÁFICA PARA DOR NOS MEMBROS SUPERIORES

ÍNDICES

INTRODUÇÃO

A dor nos membros superiores é um motivo frequente de consulta e é um modo de expressão ou revelação de uma gama muito vasta de doenças [1]. As situações clínicas e as modalidades de diagnóstico e de gestão terapêutica são extremamente diversas e variadas; é portanto necessário distinguir as situações de acordo com a topografia e a semiologia da dor. O exame clínico é portanto essencial, pois permite distinguir entre dor de origem neurológica, articular, óssea, musculotendinosa ou vascular [2].

A dor neuropática é caracterizada pela sua grande riqueza de expressão semiológica e geralmente associa dor contínua (queimaduras, sensações de frio dolorosas, etc.) ou dor paroxística (parestesias, descargas eléctricas, esfaqueamentos, etc.), bem como dor provocada por estímulos mecânicos (fricção, pressão) ou térmicos (especialmente frio), resultando em alodinia ou hiperalgesia [3,4]. Na prática, o diagnóstico de dor neuropática é principalmente clínico. Os exames complementares, em particular o electromiograma (ENMG), são no entanto necessários, especialmente em situações clínicas em que o diagnóstico de uma lesão é duvidoso.Do ponto de vista diagnóstico, o objectivo destas técnicas é procurar sinais electrofisiológicos que complementem e clarifiquem os sinais clínicos [5]. O ENMG desempenha um papel importante na individualização e acompanhamento de várias doenças neuromusculares. Permite uma medição objectiva do funcionamento do sistema neuromuscular e fornece informações valiosas sobre a localização do dano nervoso, a sua extensão e gravidade [6-9]. Um bom conhecimento da anatomia, patologia neurológica e um exame clínico sistemático são essenciais para a interpretação [6]. As anomalias encontradas não são geralmente específicas de uma etiologia e devem ser analisadas de acordo com o contexto clínico e radiológico [10].

Na prática actual, os pedidos de ENMG de membros superiores estão constantemente a aumentar. Dois casos são mais frequentemente encontrados: ou o médico requerente faz uma hipótese de diagnóstico face aos dados clínicos e procura argumentos electrofisiológicos que possam confirmar o seu diagnóstico e orientar a sua abordagem terapêutica; ou o ENMG é solicitado sem uma orientação diagnóstica precisa, especialmente face a uma dor mal sistematizada [11].

Os objectivos do nosso trabalho são os seguintes:

-Estudar a contribuição do ENMG na exploração de um membro superior doloroso, de acordo com a existência ou não de uma hipótese de diagnóstico formulada pelo médico requerente.

-avaliar as relações entre a gravidade dos sinais clínicos e os dados ENMG.

PACIENTES E MÉTODOS

1. PATIENTES:

1.1. Período de Recrutamento e Estudo:

Este é um estudo descritivo e analítico retrospectivo realizado no Departamento de Explorações Funcionais do Hospital Universitário Habib Bourguiba de Sfax, durante o período de Janeiro de 2013 a Dezembro de 2013.

1.2. Critérios de inclusão e exclusão:

A partir dos processos dos pacientes referidos para o membro superior ENMG, de várias consultas de várias disciplinas (Ortopedia, Reumatologia, Neurologia, Medicina do Trabalho e outras) aplicámos os seguintes critérios de inclusão e exclusão:

1.2.1. Critérios de inclusão:

Incluímos todos os pacientes (homens e mulheres) com os seguintes critérios:

- Idade?' 18 anos.
- referido para ENMG para dores nos membros superiores (uni ou bilateral).

1.2.2. Critérios de Exclusão:

Excluímos do nosso trabalho pacientes com uma história pessoal de :

- Neuropatia intramatória ou hereditária periférica,
- Traumatismo cervical ou de membros superiores,
- Miopatia.

2. MÉTODOS:

Estabelecemos uma ficha de informação para recolher os diferentes parâmetros e variáveis epidemiológicos, clínicos, electromiográficos e os dados mencionados nas aplicações ENMG (Apêndice1).

2.1. Parâmetros recolhidos:

2.1.1. Dados clínicos:

2.1.1.1. Características demográficas:

Foram recolhidos os seguintes dados:

- Idade,
- O sexo,
- A profissão,
- História médica e cirúrgica pessoal, particularmente doenças endócrino-metabólicas como diabetes, hipotiroidismo, insuficiência renal crónica (CKD)...

2.1.1.2. Sinais funcionais:

Foram recolhidos os seguintes sinais:

- O assento da dor,
- O lado afectado,
- O lado dominante,
- A duração da evolução da sintomatologia,
- Variação nycthemeral dos sintomas,
- A falta de jeito ou a noção de deixar cair objectos.

2.1.1.3. Sinais de exame físico:

Procurámos sinais objectivos no exame clínico:

- Troficidade dos músculos dos membros superiores:

A atrofia muscular dos membros superiores foi procurada por inspecção e palpação em repouso e com um esforço mínimo, em particular os do tronco de então, o tronco hipotenar, os músculos do antebraço e do braço.

- Reflexos Osteotendinosos (OTR):

Procurou-se uma mudança nos ROT nos membros superiores (abolição, diminuição ou exagero) através do estudo dos reflexos bicipital, estilo-radial, tricipital e ulnar-pronator.

- O teste de Tinel:

Na síndrome do túnel do carpo (CTS), este teste é considerado positivo se a percussão do aspecto palmar do pulso no traçado do nervo mediano causar parestesias no seu território (Figura 1).

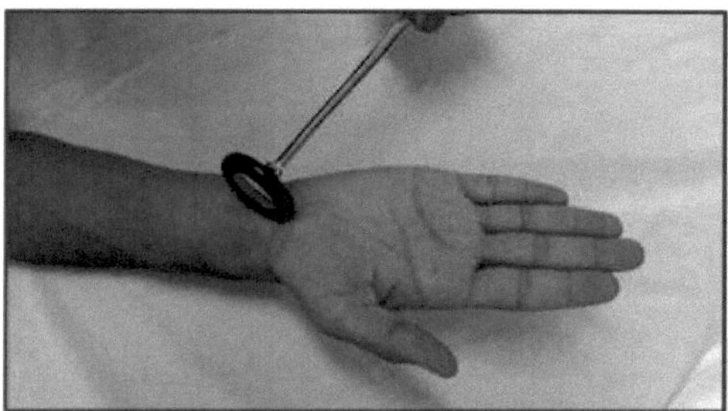

Figura 1: O teste do pulso de Tinel

O teste de Tinel no cotovelo, que é particularmente procurado em casos de suspeita de síndrome do nervo ulnar no cotovelo, consiste na percussão do percurso do nervo ulnar no cotovelo (Figura 2). Diz-se que o teste é positivo se houver uma reaparição de parestesias.

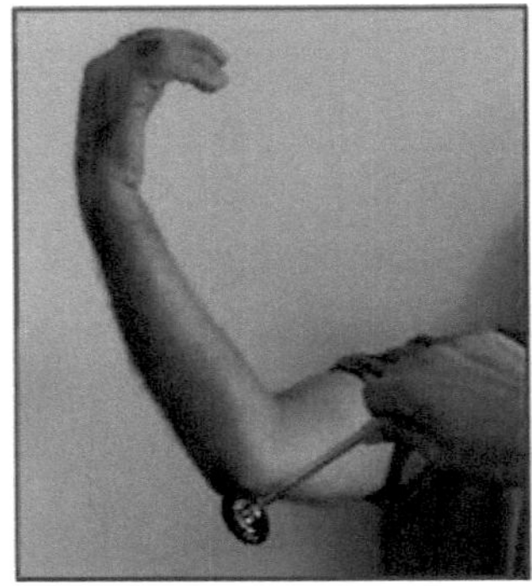

Figura 2: O teste do cotovelo de Tinel

- O teste de Phalen:

O teste consiste em segurar o pulso em flexão máxima activa durante 60 segundos (Figura 3). Diz-se que o teste é positivo se as parestesias aparecerem ou aumentarem no território do nervo mediano.

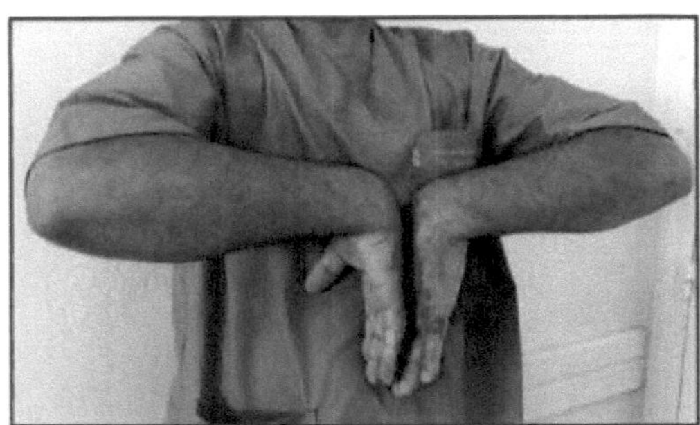

Figura 3: O teste Phalen

- O resto do exame clínico inclui:

-Uma avaliação das capacidades motoras e da sensibilidade nos membros superiores,

-O estudo da mobilidade das diferentes articulações dos membros superiores,

- A procura de uma tendinopatia, de uma deformação articular.

2.1.2. Dados recolhidos das aplicações ENMG:

Foram registados os seguintes dados mencionados nas candidaturas ao ENMG:

- O médico de referência (médico de clínica geral, residente médico, especialista)
- A especialidade do médico requerente,
- A hipótese de diagnóstico evocada pelo médico requerente,
- Os resultados dos exames complementares.

2.1.3. Dados eletroneuromiográficos:

O dispositivo ENMG utilizado foi o modelo complexo Neuro-MEP-4 (figura 4), um dos dispositivos da marca Neurosoft. É do tipo fixo, constituído por um amplificador e pré-amplificadores que transmitem o sinal obtido num ecrã. Este dispositivo pode emitir choques eléctricos até 100 mA para estimular os nervos motores e sensoriais. Podem então ser feitas cópias do ecrã ou os sinais podem ser armazenados na memória no disco rígido.

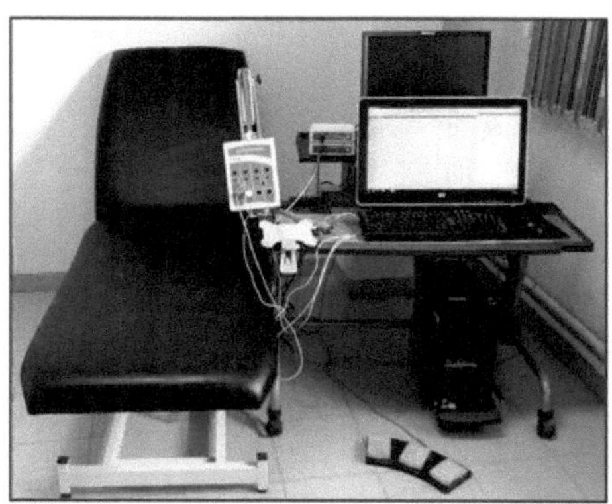

Figura 4: Complexo ENMG Neuro-MEP-4

O ENMG consiste em registar as actividades eléctricas produzidas pelo músculo em resposta a choques eléctricos aplicados aos troncos nervosos: trata-se de electrodiagnóstico de estimulação, ou durante uma contracção voluntária (electromiografia de detecção).

A técnica utilizada na nossa série é a clássica ENMG que se baseia em duas partes:

• A primeira parte: ENMG da estimulação: esta parte é sistemática, diz respeito ao estudo comparativo dos 2 membros superiores (mesmo o lado não doloroso). Os nervos explorados são os nervos ulnar e mediano.

• A segunda parte: A exploração pode ser completada pelo estudo de outros nervos (o nervo radial, o nervo cutâneo interno braquial, o nervo musculocutâneo) e/ou a electromiografia de detecção.

2.1.3.1. Estímulo ENMG:

A estimulação bipolar é realizada utilizando dois eléctrodos de superfície (um ânodo e um cátodo) colocados na via nervosa. Os dois eléctrodos são montados na mesma tira de plástico com um espaçamento inter-electrodo fixo de 2,5 cm (Figura 5). O contacto eléctrico com a pele do paciente é assegurado por duas almofadas de feltro cilíndricas, previamente humedecidas com uma solução salina para conduzir a corrente. Foram utilizados outros modelos de eléctrodos de anel (Figura 6). Foram utilizados eléctrodos de recolha constituídos por um eléctrodo activo e um eléctrodo de referência para medir a diferença potencial entre os dois (Figura 5).

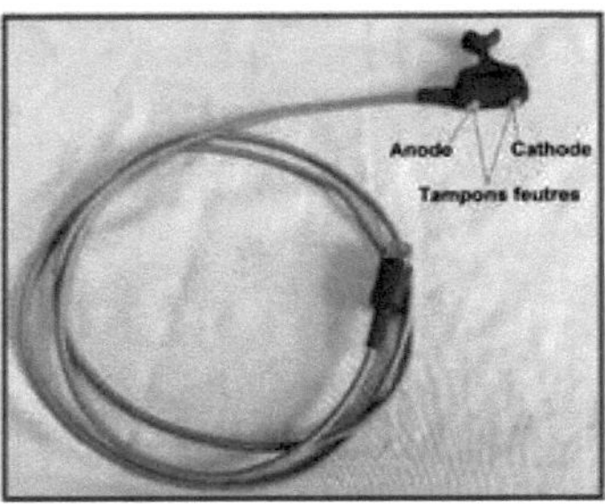

Figura 5: Eléctrodo de estimulação e recepção bipolar

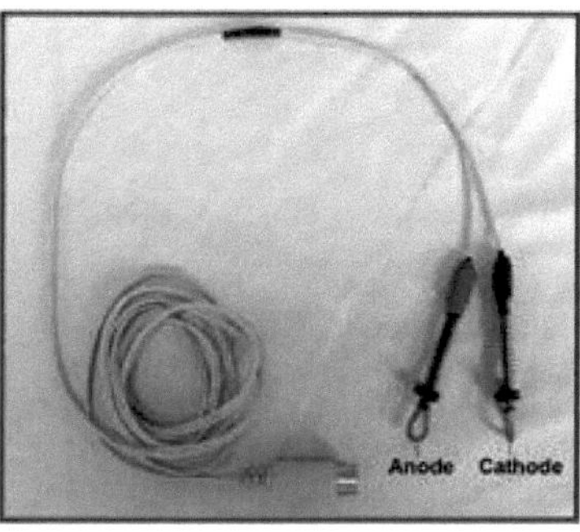

Figura 6: Par de eléctrodos de anel de estimulação

É essencial, tanto para a segurança do paciente como para a qualidade do registo (captura de parasitas (50 ciclos da rede), e redução do artefacto de estimulação) que o paciente esteja ligado à terra dos amplificadores do aparelho ENMG por um eléctrodo chamado eléctrodo de terra (figura 7). Trata-se de uma placa coberta com geleia condutora, colocada entre o circuito receptor e o circuito de estimulação.

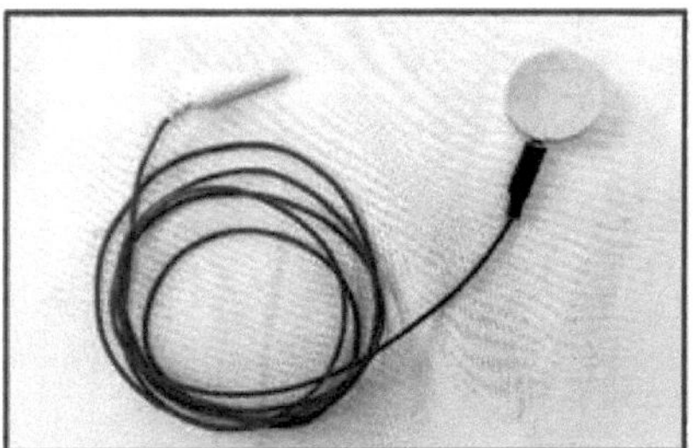

Figura 7: Eléctrodo de ligação à terra

A utilização de éter para limpar a pele e limpar a transpiração dá melhores respostas, especialmente porque a presença de uma película líquida na pele (transpiração, creme, etc.) pode constituir uma via de condução parasitária ao longo da superfície da pele.

2.1.3.1.1. Ao nível do motor:

A estimulação-detecção estuda as respostas eléctricas globais dos músculos durante a estimulação eléctrica do seu nervo motor. A aplicação de um choque supraliminal sobre um nervo desencadeia uma resposta eléctrica global nos músculos inervados por este nervo, o circuito de estimulação: Dois eléctrodos são colocados na proximidade do nervo. O cátodo está localizado mais proximal ao músculo. O choque eléctrico rectangular a ser aplicado deve ter uma duração de 0,1 ms. A frequência de estimulação é de 1/s. O circuito de recepção: A resposta eléctrica global do músculo é registada colocando dois eléctrodos na superfície do músculo: o cátodo no corpo do músculo e o ânodo no tendão.

-Foi realizada uma detecção do estímulo motor em dois pontos de estimulação distal ao pulso e proximal ao cotovelo.

- **Para o nervo mediano:** A recolha é feita ao nível da pólice raptora do polegar graças aos eléctrodos de superfície colocados no corpo carnoso ou no tendão do músculo, sendo a estimulação entregue imediatamente acima do pulso (3 cm acima da prega de flexão). A resposta motora foi recolhida para cada estimulação utilizando eléctrodos de superfície na ranhura de então (Figura 8).

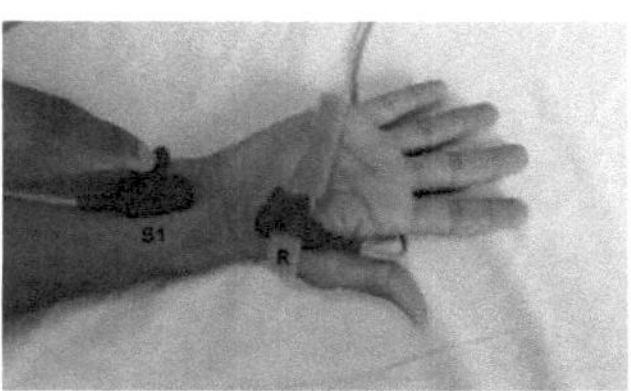

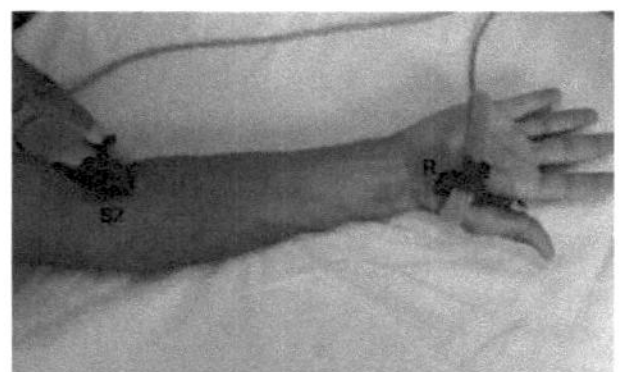

R: recolha, **S1:** ponto de estimulação do pulso, **S2:** ponto de estimulação do cotovelo

Figura 8: Estudo da condução motora padrão do nervo mediano

• **Para o nervo ulnar:** é estimulado por eléctrodos de superfície sucessivamente no pulso, abaixo e acima do cotovelo, com uma distância de 100 mm entre estes dois pontos de estimulação. O potencial é recolhido ao nível do músculo raptor brevis do 5º dedo (figura 9). A posição do cotovelo deve ser especificada e os valores de referência devem provir de técnicas idênticas. A mesma posição do cotovelo deve ser mantida durante a estimulação e a medição da distância do cotovelo. A flexão mais lógica do cotovelo varia de 70° a 90°, o que proporciona as melhores correlações entre a medição na pele e o verdadeiro comprimento do nervo. A distância acima/abaixo do cotovelo deve ser de cerca de 10 cm com estimulação abaixo do cotovelo inferior a 3 cm.

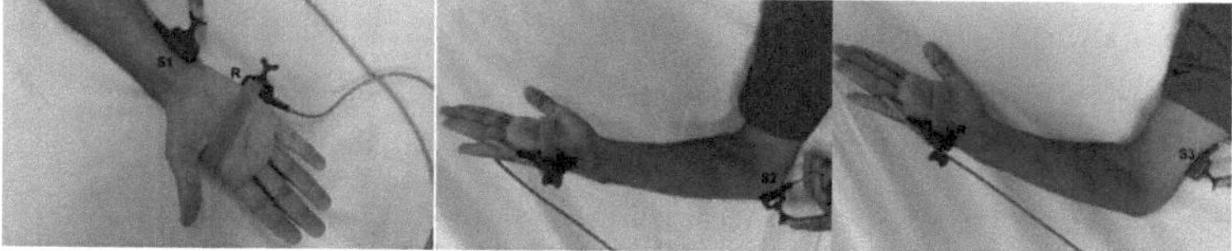

R: recolha, **S1:** ponto de estimulação no pulso, **S2:** ponto de estimulação abaixo do cotovelo,

S3: ponto de estimulação acima do cotovelo

Figura 9: Estudo da condução motora proximal do nervo ulnar

-Calculámos posteriormente:

• **Velocidade de condução motora (MCV):** A relação entre a distância entre os dois pontos de estimulação e a diferença nas latências proximal e distal permite calcular o MCV expresso em m/s (Figura 10).

• **Latência distal do motor:** O MDL é medido entre o artefacto de estimulação e o início da resposta motora (M) e é expresso em milissegundos (Figura 10).

• **Amplitude do potencial motor:** A amplitude é normalmente medida desde a linha isoeléctrica (linha de base) até ao pico da curva. É expressa em milivolts (mV) (Figura 10).

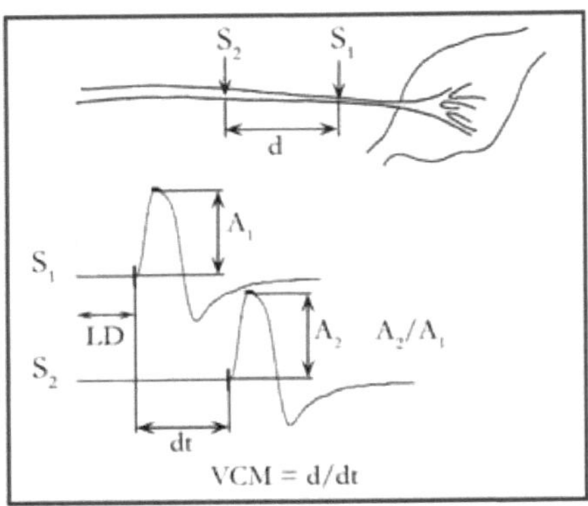

S1 e S2: pontos de estimulação, **D:** distância entre S1 e S2, LD: latência distal do motor, **dt:** intervalo de tempo, **A1 e A2:** amplitudes, **MCV:** velocidade de condução do motor

Figura 10: Princípio do estudo da condução motora [10].

•**A onda F (resposta retardada):** Quando um nervo motor é estimulado com um choque eléctrico de alta intensidade, a resposta M é por vezes seguida por uma onda F de pequena amplitude. Após a estimulação eléctrica de um nervo periférico, as fibras motoras geram impulsos que conduzem, por um lado em direcção ao músculo para produzir a resposta M directa (ortodrómica) e, por outro lado, numa direcção proximal em direcção à medula espinal (antidrómica) seguida de descargas de certos neurónios motores que seriam então conduzidas de forma ortodrómica para o músculo produzindo uma resposta sub-máxima chamada onda F. A sua latência e amplitude são variáveis. O parâmetro mais útil é a latência mínima, desde que pelo menos sete ondas F distintas sejam evocadas. Esta latência é medida entre o artefacto de estimulação e o início da onda F e é expressa em ms.

2.1.3.1.2. A nível sensorial:

A condução sensível pode ser estudada pelo método ortodrómico (de acordo com a direcção fisiológica da transmissão dos impulsos nervosos) ou antidrómico (de acordo com a direcção oposta da transmissão dos impulsos nervosos). Optamos pelo método ortodrómico. O eléctrodo activo é o mais próximo do ponto de estimulação. Uma placa de terra é colocada entre os eléctrodos de estimulação e de recepção. É muitas vezes útil utilizar um método de média para extrair o potencial nervoso sensorial do ruído de fundo. A frequência de estimulação é geralmente de 1/s. O choque eléctrico tem uma duração de 0,1 ms e uma intensidade de cerca de 10 mA. A estimulação deve ser supra-máxima, o que por vezes justifica intensidades de 20 mA.a estimulação é realizada no polegar, no 2º ou 3º dedo para o nervo mediano (figura 11) e no 5º dedo para o nervo ulnar e a recolha a 1 cm acima da prega palmar inferior (figura 12).

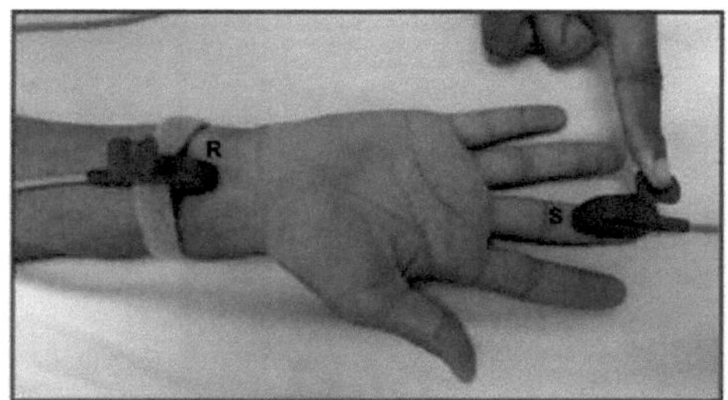

R: recolha, **S:** ponto de estimulação

Figura 11: Estimulação sensorial do nervo mediano

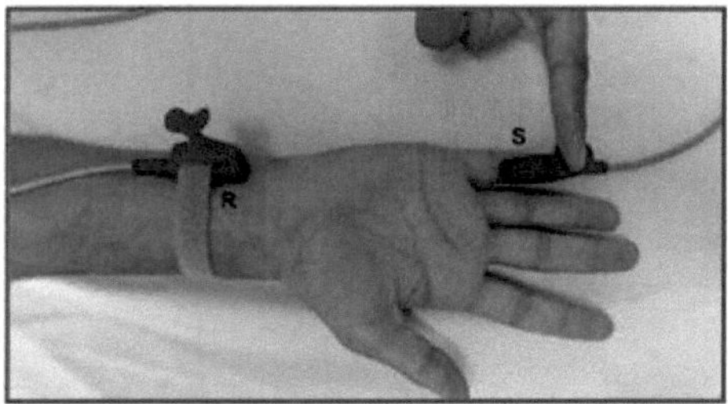

R: recolha, **S**: ponto de estimulação

Figura 12: Estimulação sensorial do nervo ulnar

Comparação das latências medianas/cubitais no 4º dedo: O 4º dedo é interiorizado pelo nervo mediano (no bordo exterior) e o nervo ulnar (no bordo interior). A estimulação é feita ao nível do 4º dedo e a recolha no pulso na mediana e no ulnar por via ortodrómica. As respectivas latências mediana e ulnar são então comparadas. Uma diferença nas latências de 0,4 ms é significativa (Figura 13).

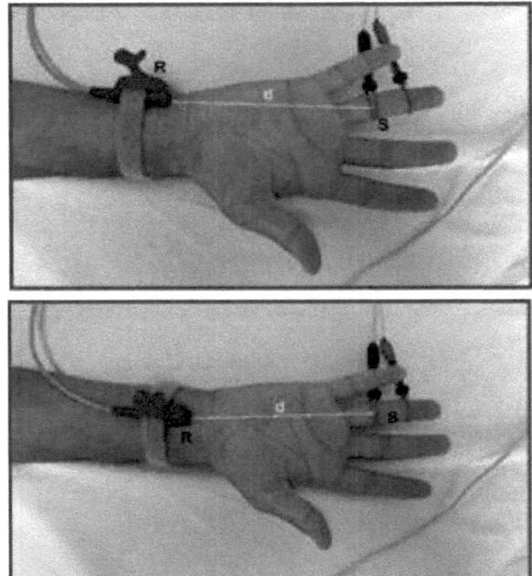

R: recolha, S: ponto de estimulação

Figura 13: Técnica para medir a inter-latência sensorial medial-ulnar

Os diferentes parâmetros recolhidos:

- **A latência da condução sensível:** É medida desde o artefacto de estimulação até ao início do potencial nervoso sensorial.
- **Velocidade de condução sensorial:** É medida pela relação entre a distância (em mm) entre o cátodo de estimulação e o eléctrodo de recolha e a latência da resposta sensível (em ms).
- **A amplitude da condução sensível:** A medição é sempre feita de pico a pico, quase sempre entre o pico da onda negativa e o pico da onda positiva que se segue, expressa em microvolts.

2.1.3.2. ENMG de detecção elementar:

Durante a detecção, as actividades eléctricas do músculo são geralmente recolhidas usando uma agulha-electrodo concêntrica ou monopolar especial inserida através da pele nos músculos seleccionados (Figura 14), isolando assim a actividade eléctrica de uma ou um pequeno número de unidades motoras (MU).

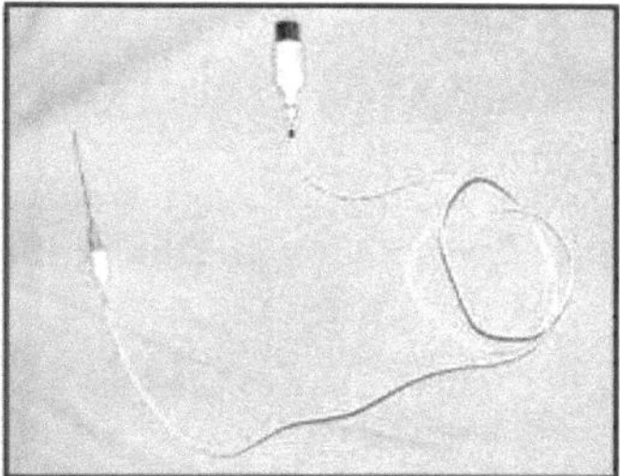

Figura 14: Agulha concêntrica com um diâmetro de 0,35 mm e um comprimento de 50 mm

Esta agulha consiste num fino filamento palatino introduzido numa cânula de aço (Figura 15). A gravação é feita entre o filamento e a manga da cânula que serve de eléctrodo de referência.

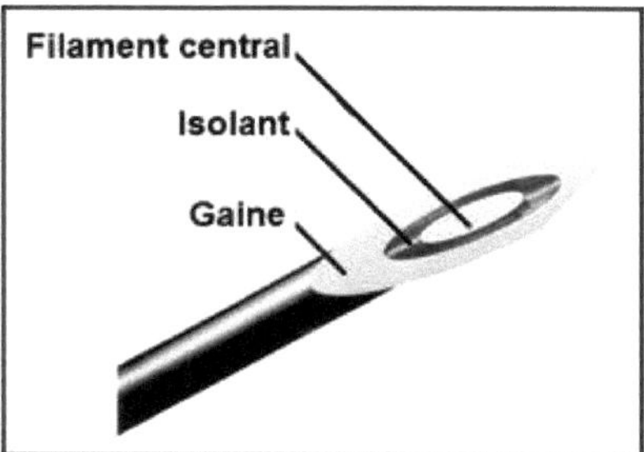

Figura 15: Esquema de uma secção transversal de uma agulha concêntrica

Uma vez que a superfície de gravação da agulha é grande em comparação com o diâmetro de uma fibra muscular, captam a actividade de muitas fibras musculares activas dentro de uma MU. Esta agulha permite assim o registo e a análise morfológica dos potenciais de acção dos músculos compostos (CMAPs) formados pela soma dos potenciais de unidade motora (MUPs) que representam as diferentes actividades eléctricas mais ou menos sincronizadas das fibras de um UM (figura16).

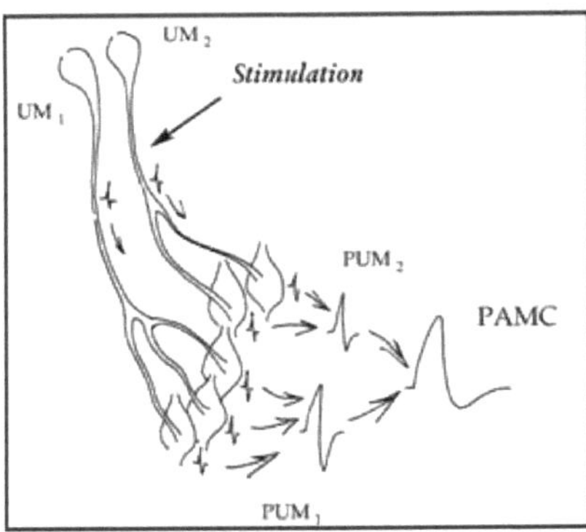

Figura 16: Composição dos potenciais de fibra muscular em PUM e PUM em PAMC

A escolha dos músculos examinados depende das patologias consideradas. O exame clínico e o estudo da condução do nervo motor servem de guia. As potenciais variações registadas pela agulha e transcritas no ecrã constituem o que se chama o traço EMG. O estudo destas actividades eléctricas consiste numa análise e num reconhecimento das formas. É feito qualitativamente, com o olho e o ouvido, mas ganha em ser complementado por uma análise quantitativa que ajuda a estabelecer as impressões subjectivas. As gravações são feitas em repouso, a um baixo nível de contracção muscular, durante um aumento da contracção e na contracção isométrica máxima.

• Actividade espontânea:

Começamos com uma grande amplificação (100µV/divisão) a fim de não perder as actividades de repouso espontâneo, muitas vezes de pequena dimensão. Diferentes tipos de actividade espontânea podem ser registados no músculo em repouso. Alguns podem ser identificados no músculo normal, como a actividade de inserção, registada durante a inserção da agulha e que é feita de um breve agrupamento de potenciais, de duração total não superior a 300 ms e provavelmente causada pela estimulação mecânica das fibras musculares pela agulha.

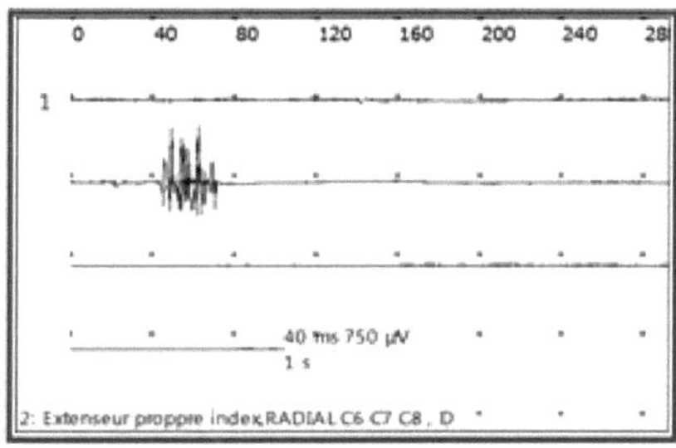

Figura 17: Actividade de inserção num músculo normal

Em patologia, podem ser registados muitos tipos de actividade de repouso anormal, cada um dos quais reflecte processos fisiopatológicos distintos: potenciais de fibrilação, ondas positivas, potenciais de fasciculação, descargas miocinéticas, explosões miotónicas... A maioria destas anomalias são tão específicas: os potenciais de fibrilação, por exemplo, podem ser observados tanto em perturbações miogénicas como neurogénicas [7,8]. A actividade espontânea é avaliada quantitativamente numa escala ordinal, por exemplo, de 0 a ++++.

- **Exercício de actividade:**

Após a instalação da agulha no músculo e a análise da actividade de repouso, o paciente é convidado a realizar uma contracção da força crescente do músculo registado, até se obter uma contracção voluntária máxima contra a resistência. As condições técnicas para registar uma contracção voluntária são as mesmas que para descansar. No entanto, a maior amplitude das actividades voluntárias exige a utilização de uma amplificação da ordem de 500 µV. A análise é sempre feita comparando a actividade eléctrica muscular com a força mecânica desenvolvida simultaneamente pelo músculo registado. A avaliação da força muscular é, portanto, parte integrante do exame. A contracção voluntária do músculo registado determina normalmente o aparecimento de potenciais de unidades motoras cuja frequência de descarga aumenta com a força de contracção (recrutamento temporal), bem como o número de unidades motoras recrutadas (recrutamento espacial). O recrutamento normal de unidades motoras é caracterizado pelo paralelismo do recrutamento temporal e espacial. A riqueza de uma via de contracção voluntária pode ser avaliada semi-quantitativamente através da avaliação do número de comboios MUP que contém e a frequência de cada um: via elementar (1 ou 2 comboios MUP), via simples (2 a 6 comboios

MUP), via intermédia (alguns MUPs são adicionados ao anterior),parcela interferencial (a interferência é tal que não há mais comboios MUP particulares na via).Um esgotamento dos traçados com uma redução do número de unidades motoras funcionais é na maioria das vezes a consequência de uma perda de fibras nervosas. Os processos de reinervação colateral resultam num aumento do tamanho dos potenciais de unidades motoras restantes ("grandes potenciais", "potenciais gigantes"). O fraco recrutamento com aceleração é caracterizado por uma redução do número de comboios MUP, mas com um aumento da frequência de descarga dos restantes MUPs. É feita uma distinção entre o simples padrão pobre acelerado (perda severa de MUs funcionais com 1 a 6 comboios PUM distintos) e o padrão pobre acelerado intermédio (perda moderada ou mínima de MUs funcionais com mais de 6 comboios PUM distintos).

2.1.3.3. Normas utilizadas no ENMG:

Para a interpretação dos resultados, foram utilizadas as normas electrofisiológicas publicadas por SEROR [13] (Tabela I).

Tabela I: Valores normais da condução sensível e motora dos nervos principais estudados de acordo com as normas publicadas pela SEROR (11)

Nervo explorado	Condução sensorial		Condução motora			
	Amplitude (µV)	SCV (m/s)	LDM (ms)	Amplitude (mV)	GVC (m/s)	Onda F (ms)
Median	?'20	?'45	4	?'4	?'45	30
Cubital	?'15	?'45	3.6	?'4	?'45	32
Radial	?'18	?'45		?'2	?'45	22

2.1.3.4. Classificação eléctrica da gravidade dos danos:

Para a avaliação da gravidade da deficiência eléctrica do CTS, utilizámos a classificação electrofisiológica da Associação Americana de Doenças Neuromusculares e Electrodiagnóstico (AANEM) [14] publicada em 1997 (Apêndice 2). No que diz respeito à síndrome do cotovelo ulnar, foi utilizada a classificação de gravidade eléctrica de PADUA et al. publicada em 2001 [15] (Apêndice 3).

2.2. Estudo estatístico:

Os dados recolhidos foram processados e analisados pelo software: EXCEL (Office 2013) e Statistica (versão 6). As variáveis categóricas foram expressas em frequência e percentagem. As variáveis quantitativas foram expressas como arritmia média (± desvio padrão). O estudo da especificidade e sensibilidade de alguns testes clínicos foi realizado. Comparações percentuais sobre séries independentes foram realizadas pelo teste de qui-quadrado PEARSON. O teste STUDENT foi utilizado para comparar as médias das variáveis quantitativas. Em todos os testes estatísticos, o nível de significância foi fixado em 0,05.

RESULTADOS

Durante um período de um ano, recolhemos 510 pacientes que satisfaziam os critérios de inclusão acima mencionados.

1. CARACTERÍSTICAS DA POPULAÇÃO :

1.1. Idade:

A idade média dos nossos pacientes foi de 48,41 ± 10,95 anos, com extremos de 18 a 82 anos (Figura 18).

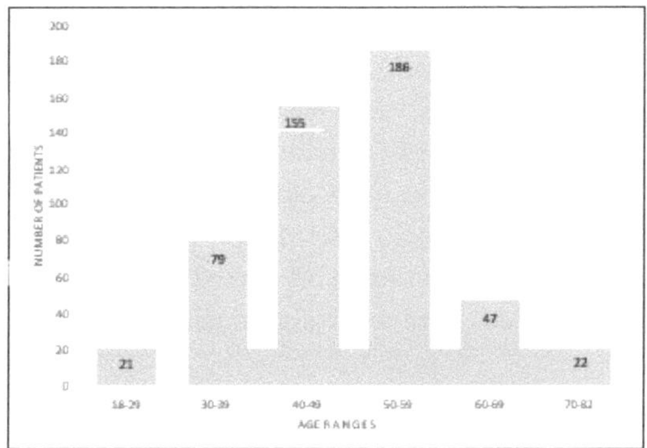

Figura 18: Distribuição dos pacientes por idade

1.2. Género:

A nossa população é caracterizada por uma clara predominância feminina. De facto, 91,17% dos pacientes são do sexo feminino com uma idade média de 47,95±10,87 anos; enquanto os homens representam 8,83% com uma idade média de 45±10,83 anos (Figura 19).

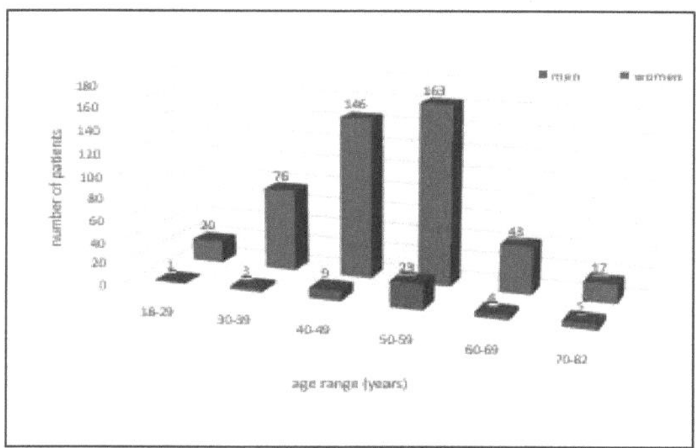

Figura 19: Distribuição dos pacientes por sexo e idade

1.3. Actividade profissional:

Entre os 203 dados recolhidos sobre a actividade profissional, o trabalho manual foi praticado por 179 pacientes (88,18%). Eram principalmente donas de casa que exerciam actividades domésticas (82 mulheres), operárias (40), costureiras (34), e outras profissões tais como cozedura e carpintaria (23). Outras actividades praticadas por 24 pacientes (11,82%) foram: comércio, educação, engenharia, profissão paramédica....

1.4. História pessoal:

A ausência de qualquer história médica ou cirúrgica foi notada em 334 pacientes, ou 65,49%. As histórias mais comuns encontradas nos nossos pacientes foram: hipertensão (em 51 pacientes), diabetes (em 47 pacientes), dislipidemia (em 29 pacientes), hipotiroidismo (em 24 febre reumática (em 11 pacientes) e seis casos de insuficiência renal crónica (CRF) na fase de hemodiálise (Figura 20).

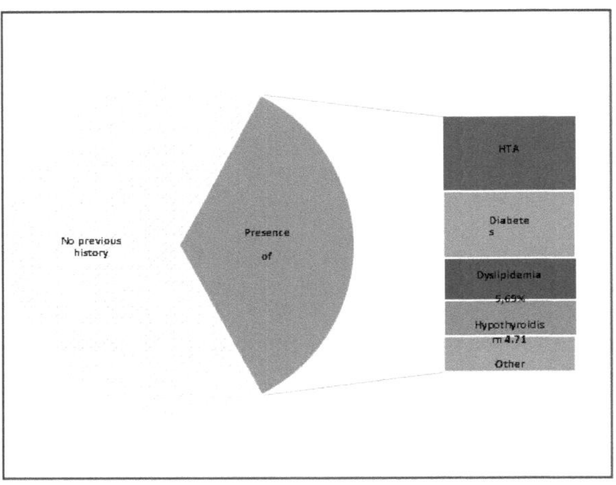

Figura 20: História Pessoal dos Pacientes

2. DADOS CLÍNICOS:

2.1. Sinais funcionais:

2.1.1. Dor neuropática:

A principal queixa expressa pelos nossos pacientes foi de parestesias (96,07% dos pacientes) que são do tipo formigueiro. É principalmente acroparestesia em 77,35% dos casos. Os territórios das parestesias estão representados na figura 21.

Território sensorial do nervo mediano	Território sensorial do nervo ulnar	Território mal sistematizado
52,85%	2,86%	44,29%

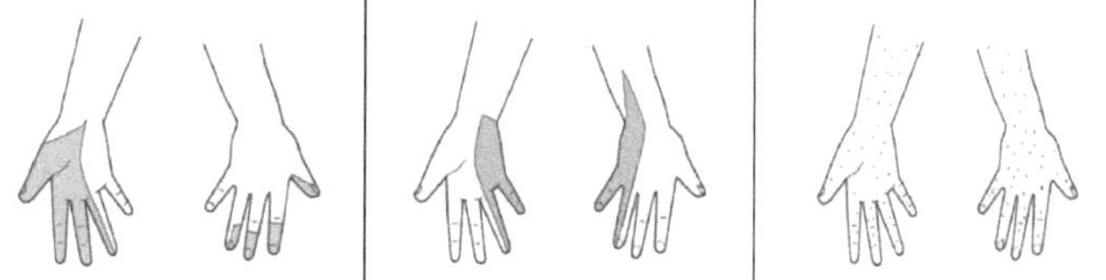

Figura 21: Territórios de parestesias apresentados por doentes com síndrome do túnel do carpo

Dezanove pacientes (3,73%) apresentavam dor. A dor foi isolada em 31,57% dos casos. Atingiu todo o membro superior em 7 casos, e foi focalizada em 12 casos (ombro, cotovelo, mão em 5, 3 e 4 casos respectivamente). A neuralgia cervicobraquial esteve presente em 8,63% dos pacientes. Este sintoma foi isolado em 34,09% dos casos.

2.1.2. Predominância nocturna dos sintomas:

As parestesias eram predominantemente nocturnas em 144 pacientes (29,38%). Nos outros pacientes, não houve recrudescência nycthemeral da sua sintomatologia.

2.1.3. A falta de jeito e a noção de deixar cair objectos:

A noção de objectos a cair e de falta de jeito foi observada em 164 pacientes (32,15%).

2.1.4. Lateralidade dos sintomas:

Os doentes referiram envolvimento bilateral em 73% dos casos (Figura 22).

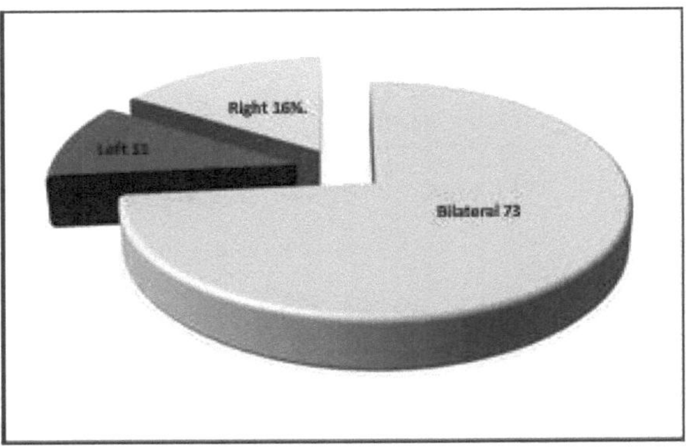

Figura 22: Lateralidade dos sintomas

2.2. Sinais físicos:

Os testes do pulso e cotovelo do Tinel foram positivos em 63,39% dos membros superiores explorados. O teste de Phalen foi positivo em 65,78% dos membros superiores explorados. A atrofia muscular foi encontrada em 22 pacientes (4,31%) envolvendo o logar de então (20 casos), o logar de hipótesesenar (2 casos) e o músculo deltóide (1 caso).

3. ANÁLISE DAS APLICAÇÕES ENMG:

3.1. Médicos de referência:

Foram analisados 510 pedidos de ENMG. 32 pedidos foram eliminados devido à falta de certos dados, especialmente os médicos ou departamentos requerentes. Os médicos requerentes foram divididos em 3 grupos: médicos de clínica geral (n=78), médicos residentes (n=117), e especialistas (n=283) (Figura 23).

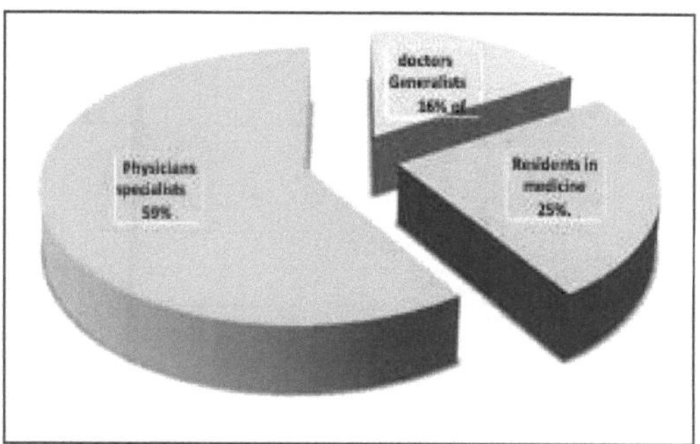

Figura 23: Distribuição dos pedidos de NGME solicitando médicos

As especialidades dos médicos requerentes foram primeiro a ortopedia (50,25%), reumatologia (25%), medicina física (5,50%), medicina interna (4,75%), neurologia (4%), neurocirurgia (2,5%), medicina ocupacional (1,25%) e outras (6,75%).

3.2. Hipóteses diagnósticas:

A presença de uma hipótese de diagnóstico foi mencionada em 68,2% dos casos. O resto dos doentes (31,8%) foram referidos apenas com os seus sintomas. As percentagens de pedidos com hipóteses diagnósticas de acordo com os médicos que os encaminharam são mostradas na Figura 24.

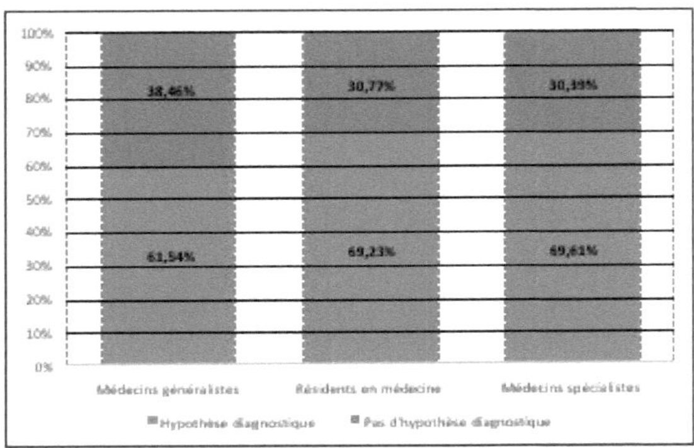

Figura 24: Presença de hipóteses diagnósticas de acordo com os médicos requerentes

A principal hipótese diagnóstica mencionada pelos médicos que a referiram foi a CSC em 86,76% (Figuras 25 e 26).

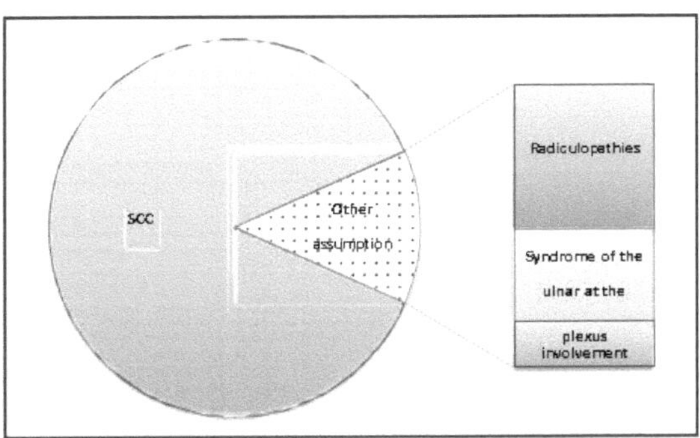

Figura 25: Hipóteses diagnósticas formuladas pelos médicos que as encaminharam

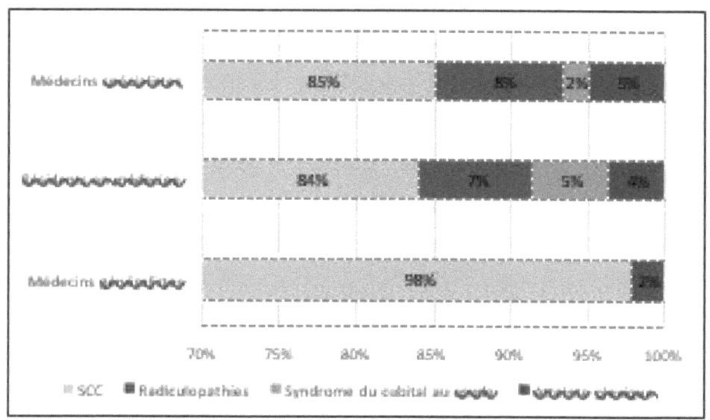

Figura 26: As diferentes hipóteses de diagnóstico de acordo com os médicos que as referiram

4. RESULTADOS ENMG:

4.1. Interpretação:

Dos 510 exames realizados, 70% foram positivos. A exploração dos 1020 membros superiores objectivou os seguintes diagnósticos diferentes: CTS (n=601), síndrome do cotovelo ulnar (n=9), radiculopatias (n=6), envolvimento do plexo (n=2), polineuropatias (n=6) (Figura 27).

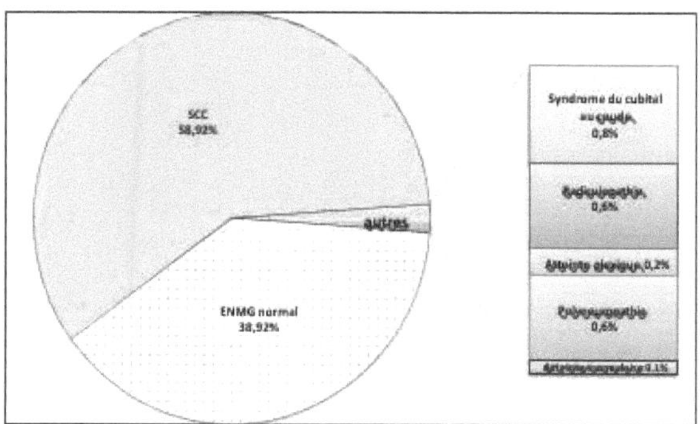

Figura 27: Resultados do ENMG dos 1020 membros superiores explorados.

4.1.1. ENMG normal:

O ENMG era normal em 30% dos pacientes. Houve uma diferença significativa nas percentagens de exames normais nos 2 grupos de pacientes: o grupo de pacientes com menos de 45 anos de idade e o grupo de pacientes com mais de 45 anos de idade (Figura 28). No entanto, estas percentagens não são estatisticamente significativas entre mulheres e homens (Figura 29).

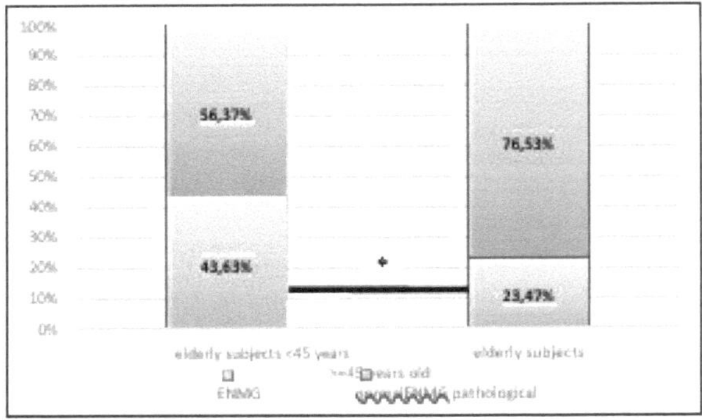

Figura 28: Resultados do ENMG por idade

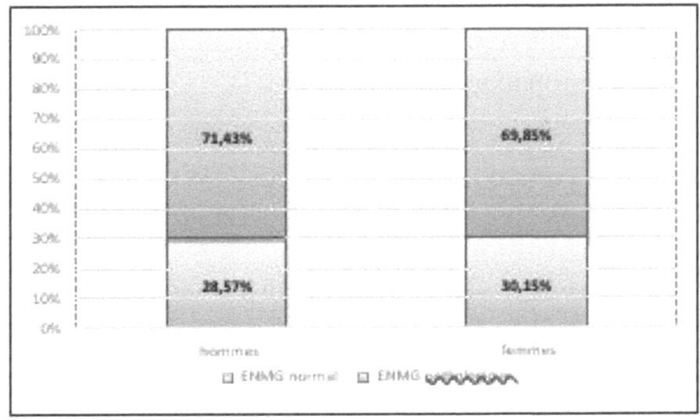

Figura 29: Resultados do ENMG por sexo

4.1.2. Síndrome do túnel cárpico:

4.1.2.1. Características epidemiológicas:

ENMG objectificou a CSC em 340 pacientes (321 mulheres). A idade média dos pacientes foi de 50,26±10,18 anos (Figura 30). O envolvimento foi bilateral em 261 pacientes (76,76%) (Quadro II).

Quadro II: Características da CSC por sexo e idade

Mulheres	Homens		Total
Idade	49,90±10,02	56,36±11,26	50,26±10,18
CSC Unilateral	75 (94,94%)	4 (5,06%)	79 (23,24%)
CSC Bilateral	246 (94,25%)	15 (5,75%)	261(76,76%)

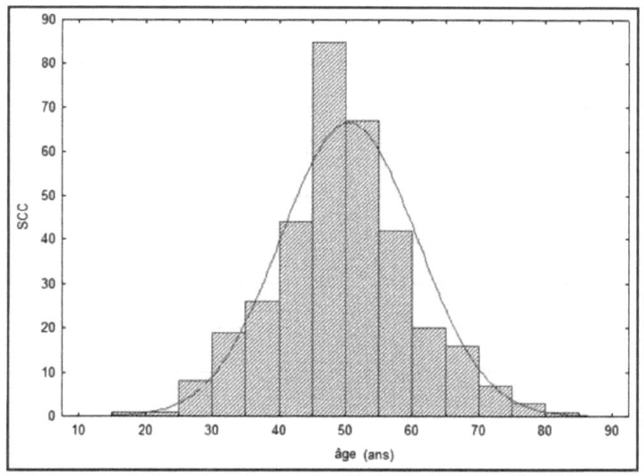

Figura 30: Distribuição dos CSCs por idade

4.1.2.2. História pessoal e CSC:

Nove pacientes com STC (8 dos quais tinham envolvimento bilateral) tinham pelo menos uma infiltração intraductal de corticosteróides antes da realização do ENMG. Dos 47 pacientes diabéticos, 34 tinham STC (10 unilaterais e 24 bilaterais). O ENMG também mostrou CTS (3 unilaterais e 11 bilaterais) em 14 pacientes com hipotiroidismo. O ENMG mostrou CTS (2 unilaterais e 4 bilaterais) em todos os 6 pacientes com CKD em hemodiálise.

4.1.2.3. Sinais clínicos e CSC:

- **Teste de estanho no pulso:**

O teste de Tinel foi positivo em 45,93% dos pulsos cujo ENMG mostrou posteriormente CTS (Quadro III). A especificidade deste teste foi de 49,27% e a sensibilidade foi de 70,03%.

Quadro III: Resultados do teste do pulso de Tinel na síndrome do túnel do carpo

Falso		
Real		
Negativo	16,95%	19 ,66%
Positivo	45,93%	17,56%

- **Teste de Phalen:**

O teste Phalen foi positivo em 47,36% dos pulsos com resultados ENMG subsequentes de CTS (Tabela IV). A especificidade deste teste foi de 53,33% e a sensibilidade foi de 78,26%.

Tabela IV: Resultados do teste do pulso Phalen na síndrome do túnel do carpo

Real		
Falso		
Negativo	21,05%	13,15%
Positivo	47,36%	18,42%

- **Amiotrófia teanina:**

A atrofia muscular envolvendo o tronco de então foi encontrada em 20 pacientes com CTS.

- **Noções de falta de jeito e de queda de objectos:**

A noção de objectos a cair e de falta de jeito foi observada em 121 sujeitos (93 CSC bilaterais e 28 CSC unilaterais).

- **Predominância nocturna dos sintomas:**

A noção de predominância nocturna da sintomatologia foi observada em 100 pacientes com STC.

4.1.2.4. Dados eléctricos :

4.1.2.4.1. Severidade da CSC:

No CSC 601 objectivado pelo ENMG, 45,59% são classificados electricamente como severos (Figura 31).

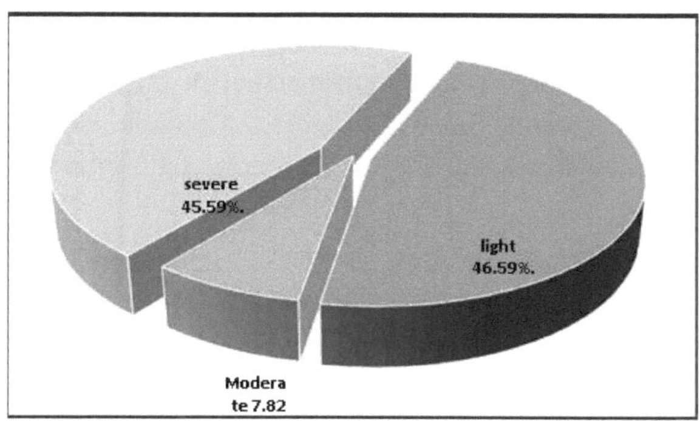

Figura 31: Classificação eléctrica da severidade do CTS

- **Relação entre a idade e a gravidade da CSC:**

Não houve correlação estatisticamente significativa entre a gravidade da deficiência eléctrica e a idade.

- **Relação entre a predominância dos sintomas e a gravidade eléctrica no CTS bilateral:**

Em formas bilaterais, o CTS do lado onde predomina a sintomatologia clínica é mais grave electricamente do que o outro lado em 36,3% dos casos.

- **Amiotrófia Thenar e severidade CSC:**

Todos os CTS associados à amiotrófia de entãoar foram classificados como severos com envolvimento motor axonal.

- **Infiltração de corticosteroides e severidade do CTS:**

A classificação eléctrica da CSC em pacientes que foram submetidos a infiltração intra-canal de corticosteróides pelo menos uma vez foi: 4 leves (23,52%), 4 moderados (23,52%), e 9 graves (52,94%) de CSC.

- **Doenças endocrine-metabólicas e severidade da CTS:**

A partir da população estudada na nossa série, os pacientes da CSC foram divididos em 4 grupos: I, II, III e IV que correspondem respectivamente a doentes diabéticos, doentes com hipotiroidismo, doentes com CKD na fase de hemodiálise e doentes sem historial de doenças endócrino-metabólicas.

-Diabetes: Dos 47 pacientes diabéticos, 34 tinham CTS (Grupo I) (10 unilaterais e 24 bilaterais). Trinta e sete CTS (63,79%) foram classificados como graves. Houve uma diferença significativa entre esta percentagem e a dos doentes com STC sem historial de doença endócrino-metabólica ou CKD (Grupo IV). De facto, a ETC é mais grave nos casos de diabetes. Contudo, a frequência da ETC bilateral não foi estatisticamente significativa entre os 2 grupos I e IV (Tabela V).

-Hipotiroidismo: O ENMG mostrou 25 SCC (3 unilaterais e 11 bilaterais) em 14 pacientes com hipotiroidismo (Grupo II). Onze CCC (44%) foram classificados como graves. Esta percentagem não é estatisticamente significativa. diferente da do grupo IV ($p<0,01$) (Tabela V).

-Insuficiência renal crônica: 80% destes CSC foram classificados como graves com uma diferença significativa com o grupo IV que tinha menos percentagem de CSC graves (Tabela V).

Tabela V: Comparação dos dados da CSC apresentados pelos doentes de acordo com a história endócrino-metabólica

Grupo	Número de pacientes com CTS (número de CTS)	Lateralidade da CSC		Severidade da CSC		
		Unilateral	Bilateral	ligeiro	moderado	severo
I (diabetes)	34 (58)	10	24	19 (32,76%)	2 (3,45%)	37 (63,79%)*
II (hipotiroidismo)	14 (25)	3	11	12 (48%)	2 (8%)	11 (44%)
III (IRC)	6 (10)	2	4	1 (10%)	1 (10%)	8 (80%)**
IV (sem ATCDS)	290 (513)	67	223	250	42	221

***Probabilidade (teste Chi2) p<0.05: Comparação entre os grupos I e IV**

****Probabilidade (teste Chi2) p<0,05 : Comparação entre os grupos III e IV**

4.1.2.4.2. Estudo do CNV motor do nervo mediano ao nível do antebraço:

Dos dados eléctricos dos pacientes com CTS uni ou bilateral, dois grupos foram distinguidos:

▶ **Grupo de pacientes:** 601 pulsos com sinais eléctricos de CTS.

▶ **Grupo saudável:** 79 pulsos sem sinais eléctricos de CTS.

A comparação estatística destes 2 grupos pelo teste STUDENT mostrou que a média do CNV a montante da compressão do nervo mediano no pulso era significativamente mais baixa no grupo afectado do que no grupo saudável.

4.1.2.4.3. Detecção ENMG:

Esta fase do exame foi realizada em 68 pacientes. Não foi registada qualquer actividade em repouso. Durante o exercício, foram encontrados traçados indicando danos neurogénicos (mau recrutamento, aceleração simples, aceleração intermédia) em 55,9% dos casos.

4.1.3. Síndrome do cotovelo ulnar:

O ENMG mostrou uma síndrome ulnar no cotovelo em 8 pacientes (incluindo 1 paciente com uma forma bilateral).

4.1.3.1. Dados clínicos:

- **Características dos pacientes:**

A idade média dos pacientes era de 54 ± 9,5 anos.

Foi observada uma predominância masculina. De facto, 6 pacientes (75%) eram do sexo masculino.

- **Sinais funcionais:**

Parestesias, tais como formigueiro ou dormência no território do nervo ulnar da mão (4ème e 5ème dedos) foram observadas em todos os pacientes. A parestesia na borda medial do cotovelo e antebraço foi observada em 4 casos. Estas parestesias seguem a trajectória do nervo ulnar. São principalmente posicionais (quando o cotovelo é flexionado) e agravadas por actividades de peso e repetitivas do cotovelo em flexão-extensão. O recrudescimento nocturno é encontrado em 4 casos (50%)

- **Sinais de exame físico:**

O desperdício muscular foi notado em 2 casos (25%). Envolveu os músculos do compartimento hipotenarico. A garra ulnar foi notada em apenas um paciente. Foi moderada.

4.1.3.2. Dados electroneuromiográficos:

4.1.3.2.1. Detecção de estímulos:

- **Estudo da condução do nervo motor:**

Foi encontrado um abrandamento significativo do VCM do nervo ulnar na passagem do cotovelo (diminuição de mais de 10m/s em comparação com a velocidade subjacente do cotovelo do pulso) em todos os casos (Figura 32). Todos estes VCM eram inferiores a 50 m/s. O MCV médio na passagem do cotovelo foi de 33,82±12,48 m/s. A diminuição média de MCV do MCV subjacente foi de 18,27±4,2 m/s.

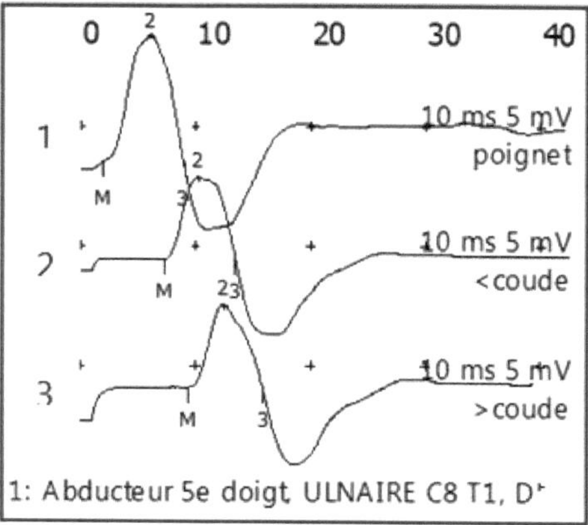

1: Estimulação no pulso, **2:** Estimulação abaixo do cotovelo, **3:** Estimulação acima do cotoveloVCM1-2**:** 53 m/s, **VCM2-3:** 38 m/s)

Figura 32: Diminuição do VCM do nervo ulnar no subsolo do arco celeste

Foram encontrados quatro casos de bloqueio de condução com dispersão temporal anormal da resposta motora (Figura 33).

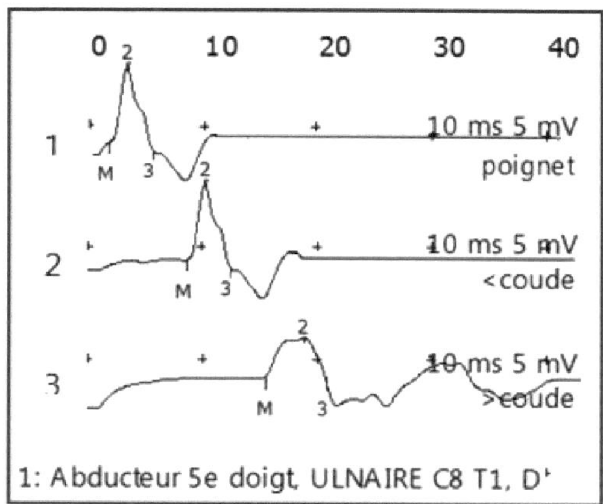

1: Estimulação no pulso, **2:** Estimulação abaixo do cotovelo, **3:** Estimulação acima do cotovelo

Figura 33: Bloqueio da condução do cotovelo supra-subar com dispersão temporal na estimulação do nervo ulnar

Observou-se uma redução na amplitude distal da resposta do 1er músculo interósseo dorsal (síndrome sublesional) em 4 casos.

- **Estudo da condução nervosa sensível**

Observou-se uma redução na amplitude do potencial sensorial do nervo ulnar a um nível distal em 3 casos. Uma ligeira diminuição do SCV foi associada em 2 casos. A abolição total da resposta sensorial distal foi encontrada em 2 casos.

4.1.3.2.2. Detecção electromiográfica

Esta etapa do exame electromiográfico foi realizada em 6 pacientes (7 síndromes da ulna no cotovelo). Os músculos explorados foram o abdutor do dedo Vème e o músculo ulnar anterior. Não foi registada qualquer actividade patológica espontânea. Durante o exercício, os diferentes resultados são mostrados na figura 34.

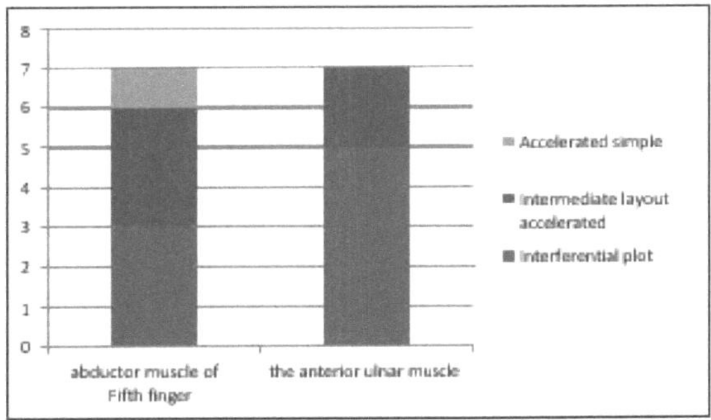

Figura 34: Dados da detecção da agulha (sob tensão) das síndromes ulnar no cotovelo

4.1.3.2.3. Classificação eléctrica da gravidade da síndrome do cotovelo ulnar:

A síndrome do cotovelo ulnar era leve em 4 casos, moderada em 3 casos, e grave em 2 casos. Note-se que não há casos com extrema gravidade na nossa série.

4.1.4. Radiculopatias cervicais:

O ENMG mostrou radiculopatia em 5 pacientes.

4.1.4.1. Dados clínicos:

- **Características dos pacientes:**

A idade média dos pacientes foi de 54 ± 12 anos, tendo-se observado uma predominância feminina. De facto, 4 pacientes eram do sexo feminino. Eram todas donas-de-casa.

- **Sinais funcionais:**

A neuralgia cervicobraquial era o sinal principal, encontrado em todos os doentes. Este sintoma era de topografia mal sistematizada em 2 pacientes. Os outros 3 pacientes descreveram uma neuralgia cervicobraquial bem sistematizada num determinado território radicular, o que foi posteriormente confirmado pelo ENMG.

- **Sinais de exame físico:**

Foi observado um défice motor envolvendo os músculos do braço, antebraço e mão à direita num paciente cujo ENMG confirmou o envolvimento radicular C6-C7-C8 direito. A amiotrofia do músculo deltóide direito foi objectificada noutro paciente com um envolvimento da raiz C5 confirmado pelo ENMG.

4.1.4.2. Dados de exames complementares:

Uma hérnia de disco cervical objectivada por técnicas de imagem foi observada em 2 pacientes.

4.1.4.3. Dados eletroneuromiográficos:

4.1.4.2.1. Detecção de estímulos:

- **Estudo da condução do nervo motor:**

Apenas um paciente mostrou anormalidades de resposta motora com uma diminuição da amplitude da resposta motora do nervo circunflexo esquerdo. A detecção mostrou traçados intermediários acelerados nos músculos deltóide esquerdo e bíceps, confirmando um envolvimento da raiz C5-C6 esquerda. Os outros 4 pacientes tiveram respostas motoras normais ao estimulante ENMG.

- **Estudo da condução nervosa sensível:**

As respostas sensoriais dos nervos mediano, ulnar e radial estavam sem anomalias em todos os pacientes.

4.1.4.2.2. Electromiografia de Detecção:

Os resultados da detecção da agulha são apresentados no Quadro VI.

Quadro VI: A detecção resulta nos 5 pacientes com envolvimento radicular (4 unilaterais e 1 bilateral).

Raiz	Músculos	Nervos	Recrutamento com base no esforço		
			normal	Simplesmente acelerado	Intermediário Acelerado
C5	Deltoid Suspender	Suprascapular Circumflex	2	1	3
C6	Biceps Supinador longo	Radial Musculocutâneo	2	1	3
C7	Palmar Triceps brachii	Radial Mediano	4	1	1
C8-D1	Raptor curto do I Raptor do V 1er interósseo	Cubital Mediano	4	1	1

4.1.5. Danos no plexo braquial:

O envolvimento do plexo braquial foi observado em 2 pacientes com 43 e 50 anos de idade respectivamente. Os sintomas consistiram em parestesias mal sistematizadas do membro superior num paciente e neuralgia bem sistematizada no território C8-D1 (aspecto interior do braço desde o antebraço até ao quinto dedo) no outro paciente. O exame clínico não revelou qualquer anomalia sensorial ou motora. O ENMG mostrou envolvimento do tronco inferior primário (C8-D1) em ambos os casos. Os potenciais sensoriais dos nervos braquiais ulnar e cutâneo medial foram prejudicados com a diminuição das respostas motoras no território ulnar da mão e antebraço e no território mediano da mão.

4.1.6. Polineuropathies:

O ENMG mostrou 1 caso de polineuropatia sensorial axonal num paciente de 55 anos sem história pessoal particular. Também revelou 2 casos de ploineuropatia sensorial-motora axonal dos membros superiores em duas pacientes com 70 e 34 anos respectivamente com historial de artrite reumatóide para a primeira, e de nódulos mamários em exploração para a segunda. A queixa principal de todas estas pacientes era a parestesia mal sistematizada dos membros superiores.

4.2. Relação entre os resultados do ENMG e a presença de uma hipótese de diagnóstico:

Os diferentes resultados do ENMG de acordo com as hipóteses de diagnóstico evocadas pelos médicos requerentes estão representados no Quadro VII.

Quadro VII: Dados ENMG de acordo com as hipóteses de diagnóstico formuladas pelos médicos requerentes

Hipótese Resultado ENMG	Nenhuma suposição (n=175)	CSC (n=290)	Síndrome Ulnar no cotovelo (n=14)	Radiculopa - thies (n=24)	Envolvimento do plexo (n=7)
Normal (n=153)	59	73	5	13	3
CSC (n=340)	108	214	6	8	4
Síndrome do cotovelo ulnar (n=8)	2	3	3	0	0
Radiculopatia (n=5)	3	0	0	2	0
Polineuropatia (n=3)	2	1	0	0	0
Envolvimento do plexo (n=2)	1	0	0	1	0

A contribuição do ENMG foi melhor na presença de uma hipótese de diagnóstico. De facto, a percentagem de ENMG patológicos foi significativamente mais elevada na presença de uma hipótese diagnóstica (Figura 35).

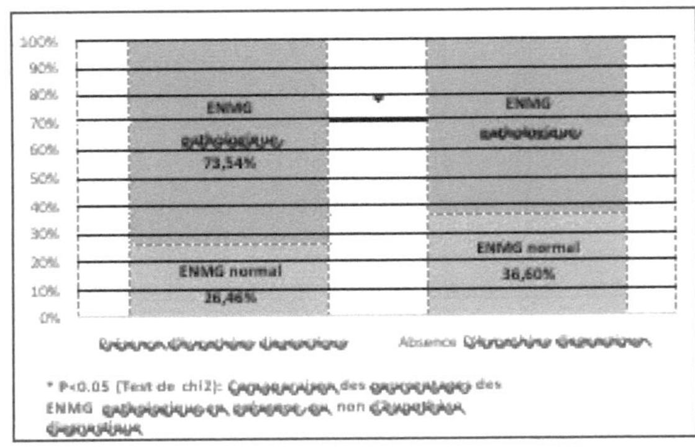

Figura 35: Resultados do ENMG de acordo com a presença ou ausência de uma hipótese de diagnóstico

4.3. Relação entre os resultados do ENMG e a função dos médicos referentes

Para os diferentes tipos de hipóteses de diagnóstico, não houve diferença significativa entre os ENMG confirmando as hipóteses propostas pelos médicos generalistas e especialistas médicos (70,21% e 71,72% respectivamente). Contudo, os médicos especialistas tinham uma percentagem significativamente mais elevada de ENMG confirmatórios do que os médicos residentes (71,72% vs. 59,25%) (Figura 36).

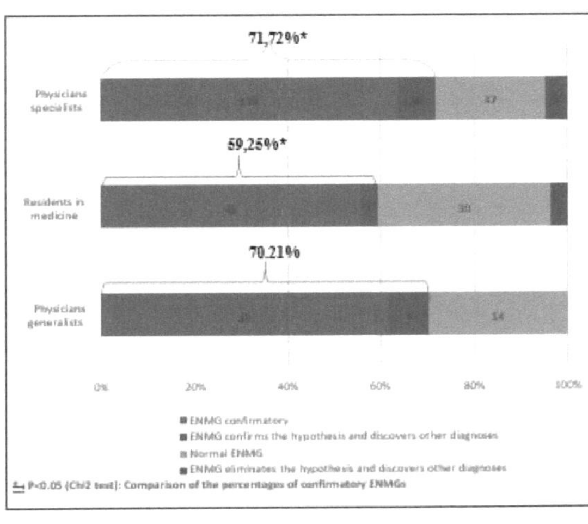

Figura 36: Resultados do ENMG de acordo com os médicos que o referiram

DISCUSSÃO

O nosso estudo, incluindo 510 pacientes, mostrou que a contribuição do ENMG dos membros superiores é mais importante na presença de uma hipótese de diagnóstico. O ENMG foi patológico em 70% dos casos, mostrando primeiro as síndromes do canal (CTS e síndrome ulnar no cotovelo), depois as radiculopatias cervicais, os ataques dos plexos e as polineuropatias.

1. DISCUSSÃO DA METODOLOGIA :

1.1. Tipo de estudo:

Optámos por um estudo retrospectivo a fim de estudar a situação real no departamento, detectar os pontos fracos e tentar gerar iniciativas de melhoria da qualidade (16). De facto, um formulário padronizado contendo os dados completos do paciente, a hipótese de diagnóstico e as diferentes explorações realizadas (imagiologia, trabalho biológico...), pode ser de interesse para ajudar a ter uma melhor interpretação do ENMG.

1.2. Critérios de inclusão e exclusão:

Este estudo envolveu adultos com dores nos membros superiores (uni ou bilateral), com uma ampla faixa etária (18 a 82 anos). Crianças e adolescentes foram excluídos, especialmente por apresentarem certas particularidades. De facto, as patologias procuradas pelo ENMG são geralmente diferentes das dos adultos (tais como as neuropatias hereditárias). Além disso, o ENMG nem sempre tem de ser realizado da forma clássica e as normas eléctricas são diferentes das dos adultos e dependem essencialmente da idade e do tamanho dos pacientes. O valor O valor diagnóstico deste exame em crianças depende fortemente da experiência do examinador e do nível de tolerância dos pacientes [14].

Os doentes com antecedentes de traumatismos cervicais ou das extremidades superiores foram eliminados porque são uma entidade separada e os objectivos de requerer ENMG nestes casos são diferentes dos de patologias não traumáticas [6]. De facto, o ENMG é frequentemente solicitado nestes casos para localizar o local da lesão, para estimar a extensão da lesão, para avaliar a necessidade de exploração cirúrgica em caso de lesão nervosa, e para acompanhar a evolução espontânea ou pós-operatória das lesões [17].

1.3. Dados ENMG:

1.3.1. Técnicas utilizadas:

Existem várias técnicas para a exploração dos nervos dos membros superiores, particularmente no caso do CTS. Cada uma destas diferentes técnicas, desde a mais simples à mais complexa, tem pontos positivos (sensibilidade e especificidade) e pontos negativos (dificuldades técnicas, causas de erro, falsos positivos) [18]. As técnicas utilizadas na nossa série são técnicas validadas, amplamente utilizadas na rotina e que representam sensibilidades e especificidades elevadas [19].

1.3.2. Normas electrofisiológicas:

Na ausência de normas electromiográficas específicas para a população local, utilizámos as normas de SEROR [13] estabelecidas a partir da população francesa, especialmente porque existe uma relativa homogeneidade genética de todas as populações da região mediterrânica [20]. Há pouco É prudente utilizar directamente as normas publicadas na literatura, pois os modos de aplicação das diferentes técnicas, por um lado, e os testes "normais" das populações, por outro, não são directamente transponíveis de um laboratório para outro [21].

1.3.3. Classificação eléctrica da síndrome do túnel sindromecarpal e da síndrome do cotovelo ulnar:

A classificação de PADUA et al de CSC [22] é amplamente utilizada na Tunísia. No entanto, uma vez que não aborda o grau de envolvimento axonal, optámos pela classificação AANEM [14,19].

Além disso, as classificações eléctricas utilizadas na nossa série, que se baseiam na presença ou ausência de certos critérios, não têm em conta os números e, como resultado, existe uma grande variabilidade dentro do mesmo grupo de gravidade.

Estas classificações são baseadas apenas em dados eléctricos e não têm em conta dados clínicos. No entanto, vários autores demonstraram que existe uma forte relação linear com as classificações clínicas [22].

2. DISCUSSÃO DOS RESULTADOS :

2.1. Análise das aplicações ENMG:

2.1.1. Médicos de referência:

As percentagens de NGS confirmatórios para especialistas médicos eram significativamente mais elevadas do que para os residentes médicos. Isto pode ser explicado pela falta de experiência destes últimos. No entanto, não há diferença significativa entre os ENMG que confirmam as hipóteses propostas pelos médicos de clínica geral e pelos médicos especialistas no nosso estudo. Isto põe em primeiro plano a qualidade da abordagem anamnéstica e clínica do médico requerente, qualquer que seja a sua origem, e reforça a ideia de que o ENMG é um mau teste de desobstrução [11]. Deve ter-se em conta que, no que diz respeito ao número de pedidos, os pedidos dos especialistas são mais numerosos (59%). Este resultado é compatível com o estudo de CAMDESSANCHE et al [11] sobre o ENMG dos membros superiores. Para todos os tipos de ENMG considerados em conjunto, este resultado varia de acordo com os estudos: os clínicos gerais têm percentagens mais elevadas de ENMG confirmatórios do que os especialistas no estudo de PODNAR [18]. O oposto destes resultados foi encontrado em outros estudos [26-27].

2.1.2. Hipóteses diagnósticas:

A percentagem de ENMGs patológicos era significativamente mais elevada quando estava presente uma hipótese de diagnóstico. Isto é consistente com a literatura [9,28].

Contudo, a baixa contribuição do ENMG na ausência de uma hipótese é lamentável, tendo em conta a tédio da exploração e o seu custo [27]. De facto, pedidos sem uma hipótese de diagnóstico prévio podem representar um encargo adicional para os laboratórios de electrodiagnóstico [24] e podem ser uma fonte de desperdício de recursos [27]. Além disso, o tempo de espera para obter uma consulta para pacientes que realmente necessitam deste exame será mais longo [24]. O ENMG só pode refinar o exame clínico orientado do sistema nervoso periférico e músculos nas suas diferentes dimensões (estudo da motricidade, sensibilidade e reflexos) [7]. Nenhum exame electroneurofisiológico é justificado sem um exame clínico adequado [26]. O ENMG deve continuar a ser uma extensão do exame clínico [29] e visar confirmar uma hipótese diagnóstica precisa, especialmente porque o sintoma da dor é altamente subjectivo [11].

2.2. Resultados do ENMG:

2.2.1. ENMG normal:

Na nossa série, o ENMG foi normal em 30% dos casos. Este resultado é compatível com os resultados de estudos que se concentraram no membro superior ENMG [11,28,30], com uma percentagem que varia entre 19% e 49%. Para estudos que envolvem todos os tipos de ENMG (incluindo o membro superior ENMG), esta percentagem é próxima da anterior, com uma variação entre 25% e 55% [24,25,27,31-35]. O Quadro VIII mostra as diferentes percentagens de ENMG normais na literatura. A variabilidade dos diferentes resultados está relacionada com muitos parâmetros tais como as características demográficas dos pacientes, a cultura da população, a geografia do território, a organização dos cuidados de saúde, as variações na prática médica, a política de reembolso, a presença do sistema de seguro médico e do serviço público de saúde, e por último mas não menos importante, o tipo de laboratório de EMG [26].

De acordo com CAMDESSANCHE et al [11], um exame normal não é sistematicamente inútil porque pode ajudar a avançar o processo de diagnóstico. Para PODNAR [24], o pedido de um ENMG na ausência de sinais clínicos neurológicos é inútil porque é frequentemente normal.

Quadro VIII: Comparação das percentagens de ENMGs normais da nossa série com a literatura

Autores	Ano	País de o estudo	Número de NGSs	Tipo de ENMG	ENMG Normais
CAMDESSANCHE et al [11]	2006	França	76	Membro superior	49%
KAMMOUN et al [28]	2008	Tunísia	123	Membro superior	19%
HAIG et al [30]	1999	EUA	255	Membro superior	21%
PODNAR et al [24]	2005	Eslovénia	300	Todos	55%
DIFABIO et al [25]	2013	Itália	1220	Todos	25%
ATALAY et al [31]	2012	Turquia	820	Todos	40%
COCITO et al [27]	2006	Itália	3900	Todos	38%
SONMEZLER et al [33]	2015	Turquia	4230	Todos	46%
O nosso estudo	2013	Tunísia	510	Membro superior	30%

2.2.2. ENMG patológico:

2.2.2.1. Síndrome do túnel cárpico:

2.2.2.1.1. Características epidemiológicas:

- **Idade:**

O CTS ocorre mais frequentemente por volta da quinta década em vários estudos [36-41]. Note-se que todos estes estudos relatados no Quadro IX eram estudos descritivos, não-intervencionais, com poucos ou nenhum critério de não-inclusão. Os nossos resultados foram consistentes com os dados constantes da literatura. De facto, na nossa série, a idade média era de 50 anos, com 73% dos indivíduos com idades compreendidas entre os 40 e os 60 anos. As idades extremas variavam entre os 20 e 82 anos. A idade é também um factor de risco para uma condução sensorial retardada no nervo mediano [39].

Em adultos com menos de 40 anos de idade, as causas secundárias de CTS são mais comuns, principalmente por doenças endócrinas e causas traumáticas [43].

Quadro IX: Comparação dos dados epidemiológicos da síndrome do túnel do carpo na nossa série com a literatura

Autores	Ano	País de o estudo	Número de pacientes	Idade média (anos)	Extremos idade (anos)
DUDLEY et al [37]	2000	Espanha	85	52	18-81
AKSEKILI et al [38]	2015	Turquia	29	52	NP
CELLOCCO et al [36]	2005	Itália	222	59	29-85
ROLL et al [37]	2015	EUA	59	47	NP
MRABET et al [38]	2009	Tunísia	80	52	30-83
O nosso estudo	2013	Tunísia	340	50	20-82
NP: não especificado					

- **O sexo:**

A predominância feminina clássica da SCC foi encontrada na nossa série com 92,5% dos casos. Numerosos estudos sublinham esta clara predominância [34,35,37,38,41] (Quadro X). DEKEL et al [42] explicaram esta predominância feminina pelo facto de as dimensões do túnel do carpo serem 25% menores nas mulheres do que nos homens, pela possível origem endócrina como a gravidez e a menopausa, e pelas actividades domésticas, para além da actividade profissional. Parece que quando afecta os homens, o CTS é mais severo [43].

O papel dos factores hormonais é mencionado na maioria das séries publicadas, mas a revisão da literatura encontrou apenas um número muito limitado de publicações sobre este assunto, e subsistem muitas incertezas no que diz respeito aos dados fisiopatológicos. Há uma predominância feminina em quase todos os estudos relatados na literatura, com uma diferença mais acentuada após os 35 anos de idade.

Quadro X: Comparação das percentagens do sexo feminino com a síndrome do túnel do carpo na nossa série com a literatura

Autores	Ano	País de o estudo	Número de pacientes	Percentagem de mulheres
DUDLEY et al [34]	2000	Espanha	85	90,6%
AKSEKILI et al [35]	2015	Turquia	29	72,4%
CELLOCCO et al [39]	2005	Itália	222	86,3%
MALIBARY et al [45]	2013	Paquistão	59	74,6%
MRABET et al [41]	2009	Tunísia	80	92,5%
O nosso estudo	2013	Tunísia	340	94,4%

2.2.2.1.2. História pessoal:

• Infiltração de corticosteroides:

O tratamento médico, particularmente a infiltração de corticosteróides, é indicado na ausência de sinais de gravidade clínica (perturbação objectiva da sensibilidade, fraqueza ou amiotrófico dos músculos externos em thenar) e/ou sinais electrofisiológicos (perda axonal) [48]. Na nossa série, 53% dos CTS tratados com infiltração de corticosteróides antes do ENMG foram classificados como severos em termos eléctricos. Isto sublinha a importância de realizar um ENMG antes de se iniciar o processo terapêutico. A eficácia deste procedimento de tratamento é apenas temporária, com recidivas a médio e longo prazo que afectam 75 a 90% dos doentes [49].

• Diabetes:

A diabetes foi observada em 10% dos nossos pacientes com CTS. O envolvimento foi bilateral em 71% dos casos. Na literatura, a associação da diabetes com a CTS foi demonstrada em vários estudos [49-53]. É considerada um factor de risco para a STC na diabetes de tipo 1 e 2 [55]. A STC é dez vezes mais frequente em diabéticos do que na população geral, com uma incidência de 15-33% [56]. A CTS é frequentemente bilateral, tal como demonstrado no nosso estudo (71% das formas bilaterais) [47,55]. Os sintomas são frequentemente mais discretos, mas os danos orgânicos mais graves [56].

As teorias da fisiopatologia da polineuropatia diabética referem-se ao transporte axonal, com condução anormal do transporte anterógrado de proteínas estruturais. Por outro lado, a acumulação anormal de sorbitol e frutose no endoneurium aumenta a área da secção transversal do nervo pela constituição de um edema endoneural. A hipótese da CSC é que a neuropatia subjacente enfraquece o nervo mediano, que parece então mais sensível à compressão [55,57].

- **Hipotiroidismo:**

No nosso estudo, o hipotiroidismo foi associado ao CTS em 4,15% dos casos com 44% de formas graves. Foi também sugerido que até 30% dos doentes com hipotiroidismo podem ter STC [58,59]. O hipotiroidismo é considerado um factor de risco para a síndrome do túnel do carpo, mas a natureza desta associação ainda não é clara [60]. De facto, La A patogénese das anomalias nervosas periféricas na disfunção da tiróide ainda é incerta: Uma mononeuropatia secundária à compressão causada pela deposição de uma substância mucóide, rica em polissacáridos ácidos nos tecidos moles que envolvem os nervos periféricos e uma polineuropatia devido a um processo de desmielinização ou degeneração axonal primária foram propostas na etiologia [56,61]. Além disso, o hipotiroidismo produz alterações no equilíbrio hidroeléctrico e edema dos tecidos periféricos, o que pode levar ao desenvolvimento de CTS [60].

De acordo com ESLAMIAN et al, apenas 10,52% dos CTS associados ao hipotiroidismo eram electricamente severos [62]. Não houve diferença significativa nas percentagens de CTS associadas ao hipotiroidismo e CTS idiopáticas no nosso estudo. A maioria das ETC encontrava-se na fase de desmielinização, o que poderia explicar que o tratamento do hipotiroidismo, ajuda a reduzir ou curar a ETC, como demonstrado em alguns estudos [59,61,65].

- **Falha renal crónica:**

A CSC na insuficiência renal tem sido objecto de numerosos estudos [65- 67]. A imagem é a de uma forma severa (como demonstrado no nosso estudo) com um mecanismo triplo: roubo vascular relacionado com uma fístula, neurite e depósito amilóide no sinovium [68]. O início tardio (nove a dez anos após o início da diálise), a frequência dos casos bilaterais, a associação com dedos salientes (45%) e os achados operacionais no sinovium (70% de sinovite amilóide) defendem a importância mecânica do depósito amilóide [68].

GARGOURI et al [69] mostraram uma correlação positiva entre o lado da fístula arteriovenosa e o desenvolvimento da CTS, o que confirma o papel patogénico desta última. Segundo MBARKI et al [67], a melhoria da qualidade da diálise reduziria o risco de STC.

2.2.2.1.3. Dados clínicos:

• Os testes de Tinel e Phalen no pulso:

Na nossa série, a especificidade dos testes de Tinel e Phalen foi de 49,27% e 53,33% respectivamente. A sensibilidade destes testes foi de 70,03% e 78,26%, respectivamente. Estes resultados estão de acordo com a literatura. De facto, o teste de Tinel está associado a uma sensibilidade de 38 a 100% e a uma especificidade de 55 a 100% de acordo com os estudos. Os do teste Phalen variam de 42 a 85% e de 54 a 98%, de acordo com os estudos [70].

Estes testes podem ajudar no diagnóstico clínico da STC se um ou ambos os testes forem positivos, mas a sua negatividade não exclui o diagnóstico. Por outro lado, alguns autores afirmam que nenhum destes dois testes representa um meio clínico válido para o diagnóstico da STC [61]. De acordo com EL MIEDANY et al [72], os testes Phalen e Tinel são mais sensíveis e específicos para a tenossinovite flexora do que para a ETC.

• Amiotrófia teanina:

A atrofia muscular envolvendo o logar de então foi encontrada em 6% dos pacientes, todos eles com CTS classificados como severos electricamente. Isto A amiotrófia representa um sinal importante no diagnóstico da STC e é um sinal de gravidade desta síndrome [68,73]. Esta amiotrófia, muito característica da síndrome, atesta a gravidade clínica do envolvimento e requer uma descompressão cirúrgica urgente [68].

• Noções de falta de jeito e de queda de objectos:

A noção de objectos a cair e de falta de jeito foi observada em 36% dos pacientes. À medida que a compressão nervosa progride, as parestesias tornam-se permanentes, levando à falta de jeito. Isto está ligado a perturbações subjectivas permanentes da sensibilidade (sensação de pele espessa, semelhante a cardado) [48,68].

• Predominância nocturna dos sintomas:

30% dos nossos pacientes apresentaram um recrudescimento nocturno dos seus sintomas. A etiologia da dor nocturna na síndrome do túnel do carpo permanece elusiva [74]. PHALEN faz a hipótese de que quando a mão e o pulso estão em repouso durante o sono, o ingurgitamento e a estase venosa nos pequenos vasos do sinovium produzem inchaço, com aumento da compressão nervosa, e assim maior dor [75].

KATZ et al. descobriram que a dor nocturna não estava significativamente associada à síndrome do túnel do carpo [76].

Por outro lado, PAGNANELLI e BARRER relataram que as parestesias nocturnas estavam presentes em 91,5% das mãos dos doentes com síndrome do túnel do carpo e eram o sintoma mais fiável para o diagnóstico desta síndrome [77].

2.2.2.1.4. Dados eléctricos da CSC:

- **Relação entre a idade e a gravidade do CTS:**

No estudo de CONCANNON et al. foi encontrada uma relação estatisticamente significativa entre a idade média dos pacientes e a gravidade eléctrica do CTS [78]. Os sujeitos mais velhos apresentam uma ETC mais grave, a idade média em casos graves é de 55±20 anos, enquanto que em casos leves e moderados é de 46±15 anos [78]. SEROR P. mostrou uma maior gravidade dos danos eléctricos em sujeitos com mais de 70 anos de idade [79].

- **Relação entre a predominância dos sintomas e a gravidade eléctrica no CTS bilateral:**

O nosso estudo demonstrou que a predominância de sintomas clínicos de um dos lados nem sempre significa que a doença é mais grave desse lado. De facto, a gravidade dos sinais objectivos contrasta por vezes com o pouco desconforto sentido pelos doentes: a dor é rara, e pode faltar o historial de episódios de parestesias. Isto pode ser explicado pelo facto de estas serem provavelmente formas antigas e avançadas, inicialmente paucisintomáticas e cujo diagnóstico só é feito na fase deficitária [48].

- **Estudo do CNV motor do nervo mediano no antebraço:**

A desaceleração do motor nervoso médio CNV no antebraço observada na nossa série seria um factor de severidade do CTS. Isto foi levantado por alguns autores, nomeadamente no trabalho de ANASTASOPOULOS et al. que encontraram um CNV motor do nervo mediano significativamente mais lento no antebraço do que nos controlos, com uma relação Esta desaceleração do CNV motor está correlacionada com a severidade da compressão do nervo mediano no punho [80]. Este abrandamento do CNV motor está correlacionado com a severidade da compressão do nervo mediano no punho [80].

Para KOMMALAGE et al, o CNV motor do nervo mediano no antebraço está negativamente correlacionado com a idade [81]. Esta correlação foi observada independentemente da gravidade da CTS. Não há consenso sobre a causa deste abrandamento. Várias hipóteses ligam-na à anatomia do nervo mediano, a condução nervosa das fibras motoras de grande diâmetro é mais afectada pela compressão do que a das fibras de pequeno diâmetro. Além disso, os danos na mielina das fibras de grande diâmetro produzem um atraso ou bloqueio na condução nervosa, e estes danos podem progredir por degeneração retrógrada dos axônios. Alguns autores mostraram que a compressão distal do nervo mediano pode levar a disfunção retrógrada do nervo mediano devido à atrofia das fibras nervosas [80,82,83]. Outros autores concluíram que a causa desta desaceleração é uma lesão selectiva das grandes fibras no túnel do carpo [14,84].

2.2.2.2. Síndrome do cotovelo ulnar:

2.2.2.2.1. Características epidemiológicas:

Vários autores [85-90] confirmam que a idade habitual de início é durante a 4ª e 5ª décadas. Na nossa série, a idade média foi de 52±8 anos. A diminuição da elasticidade dos arcos fibrosos com a idade pode ser uma boa explicação para a ocorrência desta condição na década de 5ème [91]. Esta condição predomina nos machos, o que foi observado no nosso estudo (85,71% de predominância masculina). LUGNEGARD explica isto pela superioridade da troficidade muscular nos machos [93].

A série de Mondelli et al [93] foi a primeira a estudar a incidência desta síndrome na população em geral. A incidência média é de 24,7 casos/100000 habitantes/ano, com uma idade média de 56 anos e uma predominância masculina de 64%.

2.2.2.2.2. Características clínicas:

Clinicamente, a patologia é caracterizada pelo aparecimento progressivo de parestesias descritas de forma variável como formigueiro, corrente eléctrica, formigueiro ou dormência, dos 4º e 5º dedos da mão (observados em todos os nossos pacientes), com radiações distais a partir do cotovelo mas que também podem subir proximalmente. Estas perturbações são por vezes aumentadas pelo frio e associadas à flexão repetida do cotovelo [94].

A predominância nocturna dos sintomas é frequente, ligada ao posicionamento hiperflexivo do cotovelo observado em alguns pacientes durante o sono. Isto explica os bons resultados observados nestes pacientes quando tratados com uma cinta de descanso nocturno em ligeira extensão durante o sono [95].

2.2.2.2.3. Dados ENMG:

O electromiograma continua a ser um exame essencial na avaliação pré-operatória do dano ulnar no cotovelo, tanto para confirmar o local da lesão como a ausência de um segundo local de lesão nervosa, e para avaliar a extensão e a idade da lesão nervosa [94]. O grau de diminuição da velocidade de condução, para reter o diagnóstico, varia na literatura e pode ser inferior a 50 m/s ou diminuído em 33% para as condutas sensoriais e motoras, ou diminuído em 10 m/s em relação aos segmentos superiores e inferiores para os CNV motorizados. Quando a desaceleração isolada dos CNV motores no cruzamento do nervo ulnar não é acompanhada por outras anomalias de electrodiagnóstico concordantes, e quando não há uma boa correlação com a avaliação clínica, é provavelmente um artefacto, embora alguns investigadores tenham postulado o envolvimento subclínico da ulnar. Outros autores suspeitam que em muitos casos esta descoberta representa ou um erro técnico ou devido aos efeitos das temperaturas frias [96,97].

A detecção ENMG (sem anomalias em 3 pacientes da nossa série) permite eliminar os diagnósticos diferenciais especialmente com um ataque radicular e apreciar a gravidade do ataque.HALAC et al descobriram que a gravidade dos achados electrofisiológicos da compressão do nervo ulnar no cotovelo não diferia de acordo com o grau de dor neuropática [98].

Do mesmo modo, a avaliação electromiográfica da recuperação nervosa pós-operatória continua a ser difícil de avaliar devido ao possível abrandamento das velocidades de condução por desmielinização persistente [99].

2.2.2.3. Radiculopatias cervicais:

A radiculopatia cervical é definida como uma síndrome de dor e/ou défices sensorimotores devidos à compressão de uma raiz do nervo cervical [100-102].

2.2.2.3.1. Dados clínicos:

• Sinais funcionais:

As manifestações clínicas das radiculopatias cervicais incluem frequentemente a neuralgia cervico-braquial [103]. Isto é dor originada no pescoço e irradiando para o membro superior após a topografia dos dermatomas [104]. Este sintoma foi observado em todos os pacientes da nossa série, cujo ENMG mostrou radiculopatia cervical.

• Exame clínico:

A fraqueza da cintura do ombro proximal e dos abdutores do ombro (observada num paciente da nossa série), com a dor a irradiar para a região posterior da escápula e ombro lateral com parestesias associadas, sugere uma radiculopatia C5. Um envolvimento de C6 manifesta-se pela fraqueza dos bíceps e outros flexores do antebraço, com a dor a irradiar para a parte lateral do antebraço e para o polegar. A fraqueza dos tríceps e dos extensores dos dedos, a dor e o formigueiro que irradiam para o segundo e terceiro dedos sugerem uma radiculopatia C7. Fraqueza dos músculos intrínsecos da mão e parestesias dolorosas na parte central do antebraço e no quarto e quinto dedos indicam uma radiculopatia de C8, T1. Uma diminuição assimétrica do bíceps e do reflexo braquioradialis indica uma lesão da raiz de C6, e um reflexo anormal do tríceps sugere um envolvimento de C7.

2.2.2.3.2. ENMG e Imaging:

Em geral, diante de uma sintomatologia radicular clinicamente típica, a ressonância magnética é suficiente para o diagnóstico e a implementação de um tratamento. Na nossa série, os dados de imagem por vezes não estão disponíveis. Contudo, embora os exames neurorradiológicos sejam muito sensíveis e informativos em termos de topografia e etiologia, estudos recentes têm salientado a sua falta de especificidade. Para uma população normal, as imagens patológicas são descritas numa proporção significativa de sujeitos que variam entre 33 e 52% [105]. É portanto muito importante trazer um significado patológico à imagem descrita pelo neurorradiologista. O ENMG contribui para optimizar a gestão destes pacientes, a fim de evitar tratamentos cirúrgicos desnecessários. Claramente, o objectivo do ENMG não é ser muito sensível, mas pelo contrário ser muito fiável e específico, a fim de dar um significado funcional às imagens observadas [106].

2.2.2.3.3. Dados eletroneuromiográficos:

Para diagnosticar correctamente a radiculopatia cervical, deve ser utilizada uma combinação de sinais clínicos, imagiologia, e estudos electrofisiológicos [107].

O ENMG pode ser útil para confirmar a presença de radiculopatia e excluir outros diagnósticos possíveis, tais como neuropatia periférica ou mononeuropatias, para localizar o nível das raízes envolvidas, e para fornecer informação sobre a cronicidade da lesão, bem como a presença de denervação e reinervação activa [103]. Estes testes podem ser particularmente úteis quando múltiplas patologias podem coexistir, por exemplo quando um paciente diabético tem uma radiculopatia sobreposta a uma neuropatia periférica, ou quando um paciente é sintomático enquanto o seu exame neurológico forneceu poucos resultados objectivos [103].

- **Estimulodetecção:**

-Sensório: A preservação das amplitudes dos potenciais sensoriais no território radicular envolvido (que é o caso de todos os pacientes com síndrome do cotovelo ulnar no nosso estudo) é geralmente considerada como um argumento importante para o envolvimento radicular [108,109]. A localização do gânglio espinhal posterior, que contém o corpo celular do neurónio sensorial, e a localização do envolvimento (proximal ao gânglio) explicam esta descoberta [108].

-No nível do motor: O estudo da condução motora fornece apenas informação indirecta sobre o estado das raízes, através do estudo das possíveis repercussões das lesões proximais na parte distal das fibras nervosas, no território das raízes afectadas. Pode revelar anomalias que permitem avaliar o grau de degeneração axonal. Se a lesão radicular causar apenas um abrandamento ou um bloqueio da condução focal respeitando a integridade anatómica e funcional das partes mais distais das fibras nervosas, o estudo da condução motora nestas partes não mostra qualquer anomalia particular (é o caso de 80% dos pacientes do nosso estudo). Esta diminuição é aproximadamente proporcional ao grau de denervação, pode ser acompanhada por uma desaceleração moderada do VCM, devido à perda de fibras nervosas de condução rápida [110]. Este estudo também ajuda a eliminar alguns diagnósticos diferenciais, como a síndrome ductal ou neuropatia de bloqueio [13].

- **Detecção ENMG:**

As actividades de repouso e contracção voluntária dos EMG dependem da integridade das fibras nervosas motoras periféricas ao longo de todo o seu curso, e particularmente na sua porção radicular. O ENMG tem, portanto, uma maior sensibilidade para explorar o estado funcional das raízes do que o estudo da condução motora. As anomalias habituais podem ser encontradas nos músculos do miotrópomo. Não é necessário testar todos os músculos do miotoma para avaliar o estado da raiz. As alterações aparecem frequentemente em apenas um ou dois músculos do mioótomo, aqueles que recebem a inervação predominante da raiz correspondente. Estes são normalmente os músculos localizados no centro do mioótomo. São chamados músculos marcadores desta raiz, porque quando esta raiz é danificada, é provável que sejam encontradas anomalias no ENMG. Estes músculos são frequentemente notados como recebendo inervação triradicular, mas têm a particularidade de uma raiz predominar sobre as outras, de modo que, na prática, comportam-se como se fossem monoradiculares: alterados quando a raiz principal é danificada, quase normal quando a lesão afecta as outras raízes.o debate ainda está em aberto no que diz respeito ao número de músculos a explorar em caso de suspeita de envolvimento radicular. Várias publicações fornecem recomendações sobre este aspecto particular do exame [111-113]. Esta parte do exame é a mais fiável e a mais eficiente para detectar danos radiculares, desde que haja lesões de fibra motora suficientes para a detectar [108,114].

2.2.2.4. Lesões no plexo braquial:

O pequeno número de casos de envolvimento do plexo braquial na nossa série pode ser explicado pela exclusão do traumar cervical e dos membros superiores. A exploração electrofisiológica do plexo braquial é difícil devido à sua localização anatómica relativamente profunda e à sua própria complexidade anatómica, com numerosas divisões e ligações nervosas [115]. Esta exploração permite, em muitos casos, localizar e avaliar a natureza da lesão do plexo braquial. Pode fornecer indicações valiosas para a gestão terapêutica, em conjunto com exames de imagem. Fundamentalmente, os potenciais sensoriais distais estudados pelo ENMG são anormais porque a lesão pós-ganglionar afecta as fibras sensoriais [6]. A condução motora é de interesse para estudar a amplitude dos potenciais evocados do músculo distal, reflectindo a perda axonal.

2.2.2.5. Polineuropathies:

Na nossa série, 3 casos de polineuropatia foram objectificados pelo EMG dos membros superiores. Face a esta situação, deve ser instituída uma abordagem de diagnóstico baseada num interrogatório exaustivo, um exame clínico meticuloso e exames complementares, em busca de possíveis etiologias. Um ENMG complementar dos membros inferiores pode ser solicitado em função da orientação diagnóstica. No final deste trabalho, os nossos resultados levam-nos a estabelecer normas ENMG específicas para a nossa população, bem como o estabelecimento de um formulário padronizado contendo os dados completos do paciente, as hipóteses de diagnóstico evocadas e as várias explorações efectuadas (imagiologia, avaliação biológica...). Um estudo em maior escala sobre a contribuição do ENMG noutros locais de dor (como a dor no pescoço, dor nos membros inferiores...) terá de ser realizado, tendo em conta os diferentes vieses e dificuldades que enfrentámos, a fim de tirar conclusões válidas e fiáveis que possam ser extrapoladas.

CONCLUSÃO

As dores nos membros superiores, particularmente as dores neuropáticas, são um motivo frequente de consulta. Têm uma expressão semiológica muito rica. As suas características, recolhidas durante um interrogatório cuidadoso, permitem frequentemente orientar o diagnóstico. Contudo, face a situações clínicas duvidosas, o ENMG pode ajudar no diagnóstico positivo, lesão, bem como a acompanhar a evolução. Relativamente aos pedidos de ENMG dos membros superiores, dois casos são mais frequentemente encontrados: ou o médico requerente faz uma hipótese de diagnóstico em frente dos dados clínicos e procura argumentos electrofisiológicos para confirmar o seu diagnóstico e orientar a sua conduta terapêutica; ou o ENMG é solicitado sem uma orientação diagnóstica precisa, especialmente em frente a uma dor mal sistematizada.O nosso trabalho consiste em estudar a contribuição do ENMG na exploração de um membro superior doloroso de acordo com a existência ou não de uma hipótese diagnóstica formulada pelo médico requerente, e em avaliar as relações entre a gravidade dos sinais clínicos e os dados do ENMG.Este é um estudo descritivo e analítico retrospectivo realizado no Departamento de Explorações Funcionais do Hospital Universitário Habib Bourguiba de Sfax, abrangendo o ano de 2013. Excluímos pacientes com menos de 18 anos e aqueles com história pessoal de neuropatia periférica inflamatória ou hereditária, traumatismo do pescoço, trauma do membro superior, ou miopatia. No final deste estudo, inscrevemos 510 pacientes (465 mulheres). A idade média da nossa população era de 48,41 ± 10,95 anos. A maioria dos nossos pacientes estava envolvida em trabalhos manuais. A ausência de qualquer história médico-cirúrgica A foi notada em 65,49% dos pacientes. A principal queixa expressa pelos nossos pacientes foi a parestesia (96,07%). Estas foram principalmente acroparestesias das mãos em 77,35%. O teste de Tinel foi positivo em 63,39% dos membros superiores explorados. O teste de Phalen foi positivo em 65,78% dos casos. A atrofia muscular foi encontrada em 22 pacientes (4,31%). As investigações foram solicitadas por médicos de clínica geral em 16% dos casos, por médicos residentes em 25% dos casos e por especialistas em 59% dos casos. A presença de uma hipótese de diagnóstico foi mencionada em 68,2% dos casos. A contribuição do ENMG foi melhor na presença de uma hipótese diagnóstica. De facto, a percentagem de ENMG patológicos foi significativamente mais elevada quando estava presente uma hipótese diagnóstica (73,54% contra 63,40%). Não houve diferença significativa entre os ENMG que confirmaram as hipóteses propostas pelos médicos de clínica geral e pelos médicos especialistas. No entanto, os médicos especialistas tinham uma percentagem significativamente mais elevada de ENMGs confirmatórios do que os médicos residentes.Dos 510 exames realizados, 70% foram positivos. A principal patologia objectivada pelo ENMG foi a síndrome do túnel do carpo em 340 pacientes (321 mulheres). A idade média destes doentes era de 50,26±10,18 anos. O envolvimento foi bilateral em 261 pacientes (76,76%). Dos 601 CTS objectivados pelo ENMG, 45,59% foram classificados electricamente como graves. A atrofia muscular do tronco de então em 20 pacientes foi associada a formas graves de síndrome do túnel do carpo. Os doentes com antecedentes de diabetes ou insuficiência renal crónica tinham uma síndrome do túnel cárpico estatisticamente mais grave do que outros doentes. Existe uma correlação positiva entre a duração da evolução e a gravidade eléctrica. A velocidade de condução motora do nervo mediano no antebraço foi significativamente mais baixa no caso da síndrome do túnel do carpo. A síndrome do cotovelo ulnar é apenas secundária à síndrome do túnel do carpo. Foi observada em 8 pacientes (6 homens e 2 mulheres) com uma idade média de 54 ± 9,5 anos. O envolvimento foi bilateral em 1 caso. A parestesia no território do nervo ulnar da mão foi encontrada em todos os doentes. A velocidade média da condução motora no cotovelo foi de 33,82±12,48 m/s. A síndrome ulnar no cotovelo foi suave em 4 casos, moderada em 3 casos, e grave em 2 casos. O ENMG mostrou radiculopatia cervical em 5 pacientes (4 mulheres) com uma idade média de 54 anos. A nevralgia cervicobraquial foi o sinal principal, encontrado em todos os pacientes. Os estudos de resposta sensorial foram sem anomalias em todos os pacientes. A detecção de agulha foi utilizada para apoiar o diagnóstico e para localizar o nível de envolvimento. O envolvimento do plexo braquial foi observado em 2 pacientes do sexo feminino. O ENMG mostrou envolvimento do tronco primário inferior (C8-D1) em ambos os casos. Um caso de polineuropatia sensorial axonal e 2 casos de polineuropatia sensorial-motora axonal dos membros superiores foram também observados. Este trabalho concorda em vários pontos com os dados da literatura quanto aos dados epidemiológicos, as manifestações clínicas e os sinais electromiográficos das várias patologias. De facto, as patologias detectadas pelo ENMG no nosso estudo são semelhantes às da literatura, sendo que, por ordem de frequência, as síndromes de canal aparecem primeiro (compressão do nervo mediano no túnel do carpo e compressão do nervo ulnar na ranhura epitroclero-olecraniana), seguindo-se as radiculopatias após patologia discal degenerativa e as lesões de cervicartrose. Os danos no plexo braquial e a polineuropatia são mais raros. O ENMG permite abordar indirectamente o grau de lesão nervosa e, em particular, julgar a existência de uma lesão axonal. Isto pode condicionar o tratamento, o ritmo da vigilância e o prognóstico do dano. No final deste trabalho, podemos concluir que durante a exploração de um membro superior doloroso, o ENMG é um exame útil para obter argumentos neurofisiológicos destinados a confirmar uma hipótese diagnóstica precisa, tanto mais que o sintoma da dor é altamente subjectivo.

O ENMG só pode refinar o exame clínico do sistema nervoso periférico e dos músculos nas suas diferentes dimensões (estudo da motricidade, sensibilidade e reflexos). Nenhum exame electroneurofisiológico se justifica sem um exame clínico adaptado. Um ENMG normal não é sistematicamente inútil porque pode ajudar a avançar o processo de diagnóstico. Os nossos resultados levam-nos a estabelecer um formulário padronizado contendo os dados completos do paciente, as hipóteses de diagnóstico evocadas e as diferentes explorações efectuadas (imagiologia, trabalho biológico...), bem como o estabelecimento de normas ENMG específicas para a nossa população. Um estudo em maior escala sobre a contribuição do ENMG para outros locais de dor (como a dor no pescoço, dor nos membros inferiores...) terá de ser realizado tendo em conta os diferentes preconceitos e dificuldades que enfrentámos, a fim de tirar conclusões válidas e fiáveis que possam ser extrapoladas.

BIBLIOGRAFIA

[1] Rey-Jouvin C, Sellam J. **Dor da extremidade superior**. EMC - Traité Médecine AKOS **2014**;9(3):1-6.

[2] Chazerain P, Ziza J-M. **Dor do membro superior**. EMC - Traité Médecine AKOS **2006**;1:1-4.

[3] Matthias EL. **Tratamento farmacológico da dor neuropática**. SWISS Med FORUM **2015**;15:446-52.

[4] Attal N. **Dor neuropática: avanços clínicos**. Prat Neurol - FMC **2010**;1:119-27.

[5] Fournier E. **Electromyography**. EMC - Traité Médecine AKOS **2010**;5:1-4.

[6] Boulu P. **Electroneuromiografia e potenciais evocados nas patologias do aparelho locomotor**. EMC - Appar Locomoteur **2009**;4:1-9.

[7] Stålberg E, van Dijk H, Falck B, Kimura J, Neuwirth C, Pitt M, et al. **Padrões de quantificação de EMG e neurografia**. Neurofisiologia clínica: revista oficial da Federação Internacional de Neurofisiologia Clínica. 2019;130(9):1688-729.

[8] Dengler R, de Carvalho M, Shahrizaila N, Nodera H, Vucic S, Grimm A, et al. **AANEM - IFCN glossário de termos em medicina neuromuscular electrodiagnóstica e ultra-som.** Neurofisiologia clínica: revista oficial da Federação Internacional de Neurofisiologia Clínica. 2020;131(7):1662- 3.

[9] Wang F-C, Tomasella M. **Contribuição da electrofisiologia nas dores no pescoço**. Rev Rhum **2008**;75:751-4.

[10] Jarvik JG, Yuen E, Kliot M. **Diagnóstico da síndrome do túnel do carpo: electrodiagnóstico e avaliação por imagem de RM**. Neuroimaging Clin N Am **2004**;14:93-102.

[11] Camdessanché J-P, Convers P, Antoine J-C. **Interesse e limitações do eletroneuromiograma para explorar um membro superior doloroso**. Presse Médicale **2006**;35:584-6.

[12] Fournier E. **Elementary EMG semiology: técnica por técnica**. Paris: Publicações de Ciências Médicas; **2013**.

[13] **Condução do** Seror P. **Nervos: técnicas, armadilhas e soluções**. Paris: Elsevier; **2005**.

[14] Stevens JC. **Minimonógrafo AAEM #26: o electrodiagnóstico da síndrome do túnel do carpo. Associação Americana de Medicina Electrodiagnóstica**. Nervo Muscular **1997**;20:1477-86.

[15] Pádua L, Aprile I, Mazza O, Padua R, Pietracci E, Caliandro P, et al. **Classificação neurofisiológica da armadilha ulnar através do cotovelo.** Neurol Sci Off J Ital Neurol Soc Ital Soc Clin Neurophysiol **2001**;22:11-6.

[16] Komur M, Okuyaz C, Makharoblidze K. **Consistência entre o diagnóstico de referência e o diagnóstico pós-ENMG em crianças**. JPMA J Pak Med Assoc **2014**;64:179-83.

[17] Zhang X, Liu J, Cui Y, Tang P. **Exame electrofisiológico da lesão do nervo periférico e a sua importância na medicina forense**. Fa Yi Xue Za Zhi **2008**;24:280-3.

[18] Bady B, Vial C. **Revisão crítica das técnicas electrofisiológicas para a exploração da síndrome do túnel do carpo**. Neurofisiol Clin Neurophysiol **1996**;26:183-201.

[19] Werner RA, Andary M. **Avaliação electrodiagnóstica da síndrome do túnel do carpo**. Nervo Muscular **2011**;44:597-607.

[20] Bahri R, Esteban E, Moral P, Chaabani H. **Novos conhecimentos sobre a história genética dos tunisinos: Dados da inserção de Alu e polimorfismos do gene apolipoproteína E.** Ann Hum Biol **2008**;35:22-33.

[21] Fournier E. **Atlas de electromiografia: um guia de anatomia para a exploração nervosa e muscular**. Paris: Publicações de Ciências Médicas; **2013**.

[22] Pádua L, LoMonaco M, Gregori B, Valente EM, Pádua R, Tonali P. **Classificação neurofisiológica e sensibilidade em 500 mãos de síndrome do túnel cárpico.** Acta Neurol Scand **1997**;96:211-7.

[23] Bland JD. **Uma escala de classificação neurofisiológica para a síndrome do túnel do carpo**. Nervo Muscular **2000**;23:1280-3.

[24] Podnar S. **Reavaliação crítica das referências a estudos electromiográficos e de condução nervosa**. Eur J Neurol Off J Eur Fed Neurol Soc **2005**;12:150-5.
[25] Stålberg E, van Dijk H, Falck B, Kimura J, Neuwirth C, Pitt M, et al. **Padrões de quantificação de EMG e neurografia**. Neurofisiologia clínica: revista oficial da Federação Internacional de Neurofisiologia Clínica. 2019;130(9):1688-729.

[26] Di Fabio R, Castagnoli C, Madrigale A, Barella M, Serrao M, Pierelli F. **Pedidos de electromiografia em Roma: uma avaliação crítica**. Funct Neurol **2013**;28:281-4.

[27] Mondelli M, Aretini A, Greco G. **Pedidos de testes de electrodiagnóstico: consistência e concordância do diagnóstico de referência. O que é alterado num laboratório primário de EMG ambulatorial 16 anos depois**? Neurol Sci **2014**;35:669- 75.
[28] Cocito D, Tavella A, Ciaramitaro P, Costa P, Poglio F, Paolasso I, et al. **Uma outra avaliação crítica dos pedidos de exames de electrodiagnóstico**. Neurol Sci **2006**;26:419-22.
[29] Kammoun, I I I. **Contribuição do electromiograma na exploração da dor do membro superior: um estudo retrospectivo sobre 123 casos**. Neurofisiol Clin Neurophysiol **2008**;38:255-64.

[30] Kothari MJ, Blakeslee MA, Reichwein R, Simmons Z, Logigian EL. **Estudos de electrodiagnóstico: são úteis na prática clínica**? Arch Phys Med Rehabil **1998**;79:1510-1.

[31] Haig AJ, Tzeng HM, LeBreck DB. **O valor da consulta de electrodiagnóstico para pacientes com queixas dos nervos das extremidades superiores: uma comparação prospectiva com a história e o exame físico**. Arch Phys Med Rehabil **1999**;80:1273-81.

[32] Atalay NS, Akkaya N, Sahin F. **Investigação da consistência entre o diagnóstico de referência clínica e o diagnóstico electromiográfico**. Anatol J Clin Investig **2012**;6(2):113-6.

[33] Yakup Türkel, Ufuk Sandzkçz, Didem Er, Tuba Yazzcz, A.Oytun Bayrak, Hande Y. Türker. **Quão compatível é o Diagnóstico Clínico com a Electrofisiologia**? J Clin Anal Med **2014**;5(5):366-8.

[34] Sonmezler A, Yoldas TK. **Quem apresenta ao nosso laboratório de electroneurofisiologia**? JPMA J Pak Med Assoc **2015**;65:245-7.

[35] ADAM M, LEBLEBICI B, BAGIS S, AKMAN MN. **A Adequação dos Pedidos de Exames de Electroneuromiografia**. Reabilitação de Turk J Phys Med **2007**;53:150-3.

[36] Karadag YS. **Diagnóstico de Referência Versus Electroneurofisiológico - Experiência de três anos de um hospital terciário**. Eur J Gen Med **2014**;11:244-7.

[37] Dudley Porras A. **VALOR DOS TESTES ELECTRODIAGNÓSTICOS EM SÍNDROME DE TÚNEL CARPAL.** J Hand Surg J Br Soc Surg Hand **2000**;25:361-5.

[38] Aksekili MAE, Biçici V, Izk Ç, Aksekili H, Ugurlu M, Dogan M. **Comparação dos resultados electrofisiológicos e clínicos do período pós-operatório precoce após a síndrome do túnel do carpo: é o EMG necessário**? Int J Clin Exp Med **2015**;8:6267-71.

[39] Cellocco P, Rossi C, Bizzarri F, Patrizio L, Costanzo G. **Procedimento Mini-aberto versus técnica aberta limitada para libertação do túnel do carpo: um estudo de seguimento de 30 meses.** J Hand Surg **2005**;30:493-9.

[40] Roll SC, Volz KR, Fahy CM, Evans KD. **Estágio de gravidade da síndrome do túnel do carpo utilizando medidas ultrassonográficas e clínicas**. Nervo Muscular **2015**;51:838-45.

[41] Daliri BOM, Azhari A, Khaki S, Hajebi Khaniki S, Moradi A. Que factores psicológicos e de electrodiagnóstico estão associados à deficiência de membros em doentes com síndrome do túnel do carpo? Ortopedia clínica e investigação relacionada. 2022;480(5):960-8.

[42] Mrabet Bahri D, Khiari H, Gmati A, Mizouni H, Meddeb N, Mrabet A, et al **[síndrome do túnel cárpico]. Uma série tunisina** Tunis Médicale **2012**;90:62-5.

[43] Nakasato YR. **Síndrome do túnel cárpico nos idosos**. J Okla State Med Assoc **2003**;96:113-5.

[44] Laurent R, Lepage D, Pauchot J, Hacquard J, Oulharj S, Laurent Obert R. **Quais são as causas do túnel do carpo em adultos com menos de 40 anos? Rastreio prospectivo monocêntrico de patologias endócrinas associadas**. Chir Main **2011**;30:464.

[45] Malibary HM, Al-Najjar AT, Mohammed Yassen D, Almarzouki Abuhussain HA, Radhwi OO, Ridha Alfares Z. **Perfil clínico da síndrome do túnel do carpo num hospital-escola.** Pak J Med Sci **2013**;29:119-21.

[46] Dekel S, Papaioannou T, Rushworth G, Coates R. **Síndrome do túnel cárpico idiopático causado pela estenose do carpo.** Br Med J **1980**;280:1297-9.

[47] Becker J, Nora DB, Gomes I, Stringari FF, Seitensus R, Panosso JS, et al. **Uma avaliação do género, obesidade, idade e diabetes mellitus como factores de risco para a síndrome do túnel do carpo**. Clin Neurophysiol Off J Int Fed Clin Neurophysiol **2002**;113:1429-34.

[48] Samson P. **Síndrome do Túnel Cárpico**. Chir Main **2004**;23:S165-77.

[49] Irwin LR, Beckett R, Suman RK. **Injecção de esteróides para a síndrome do túnel do carpo**. J Hand Surg Edinb Scotl **1996**;21:355-7.

[50] Geoghegan J, Clark D, Bainbridge L, Smith C, Hubbard R. **Factores de risco na síndrome do túnel do carpo**. J Hand Surg Br Eur Eur Vol **2004**;29:315-20.

[51] Bahou YG. **Síndrome do Túnel Cárpico: uma série observada no Hospital Universitário da Jordânia (JUH), Junho 1999-Dezembro 2000**. Clin Neurol Neurosurg **2002**;104:49-53.

[52] Karpitskaya Y, Novak CB, Mackinnon SE. **Prevalência de tabagismo, obesidade, diabetes mellitus, e doença da tiróide em doentes com síndrome do túnel cárpico.** Ann Plast Surg **2002**;48:269-73.

[53] Chen L-H, Li C-Y, Kuo L-C, Wang L-Y, Kuo KN, Jou I-M, et al. **Risco de Síndromes de Mãos em Pacientes com Diabetes Mellitus: Um Estudo de Coorte Baseado na População em Taiwan**. Medicina (Baltimore) **2015**;94:e1575.

[54] Pourmemari MH, Shiri R. **Diabetes como factor de risco para a síndrome do túnel do carpo: uma revisão sistemática e uma meta-análise**. Diabet Med J Br Diabet Assoc **2015**.

[55] Turner A, Kimble F, Gulyás K, Ball J. **É possível prever o resultado da abertura do túnel do carpo: uma revisão da literatura**. ANZ J Surg **2010**;80:50-4.

[56] Wémeau J-L, Ryndak A, Karrouz W, Balavoine A-S, Baudoux F. **Doenças das mãos e endócrinas**. Presse Médicale **2013**;42:1596-606.

[57] Ozkul Y, Sabuncu T, Kocabey Y, Nazligul Y. **Resultados da libertação do túnel do carpo em doentes diabéticos e não diabéticos.** Acta Neurol Scand **2002**;106:168-72.

[58] Oktayoglu P. **Avaliação da Presença da Síndrome do Túnel Cárpico em Pacientes com Diabetes Mellitus, Hipotiroidismo e Acromegalia**. J Clin Diagnóstico Res **2015**.

[59] El-Salem K, Ammari F. **Alterações neurofisiológicas em doentes hipotiróides neurologicamente assintomáticos: um estudo de coorte prospectivo**. J Clin Neurophysiol Off Publ Am Electroencephalogr Soc **2006**;23:568-72.

[60] Kasem AA. **Síndrome do Túnel Cárpico em Pacientes Hipotiróides: O Efeito da Terapia de Substituição Hormonal**. Am J Intern Med **2014**;2:54.

[61] Arikan E, Pekindil G, Guldiken S, Pekindil Y. **The Evaluation of the Median Nerve in Subclinical Hypothyroidism by High-Resolution Sonography:**. O Endocrinologista **2005**;15:209-12.

[62] Eslamian F, Bahrami A, Aghamohammadzadeh N, Niafar M, Salekzamani Y, Behkamrad K. **Alterações Electrofisiológicas em Pacientes com Hipotiroidismo Primário Não Tratado:**. J Clin Neurophysiol **2011**;28:323-8.

[63] Palumbo CF, Szabo RM, Olmsted SL. **Os efeitos do hipotiroidismo e da substituição da tiróide no desenvolvimento da síndrome do túnel do carpo**. J Hand Surg **2000**;25:734-9.

[64] Kececi H, Degirmenci Y. **Terapia de reposição hormonal no estudo do hipotiroidismo e da condução nervosa**. Neurofisiol Clin Neurophysiol **2006**;36:79-83.

[65] Denislic M, Tiric-Campara M, Resié H, Al-Hashel JY, Zorec R, Gojak R, et al. **Um estudo neurofisiológico das fibras nervosas de grande e pequeno diâmetro nas mãos de pacientes em hemodiálise.** Int Urol Nephrol **2015**.

[66] Nishi S. **Diagnóstico e tratamento da amiloidose relacionada com a diálise: concentrando-se na síndrome do túnel do carpo**. Shinkei Kenkyu No Shinpo **2014**;66:783-93.

[67] Mbarki H, Akrichi A, Lazrak A, Maaroufi C, Midaoui AE, Tachfouti N, et al. **Síndrome do túnel cárpico em doentes com hemodiálise crónica.** Pan Afr Med J **2013**;2.

[68] Bouchaud-Chabot A, Roulot É. **Síndrome do Túnel Cárpico**. Rev Rhum **2007**;74:371-5.

[69] Gargouri-Berrechid A, Sidhom Y, Lanouar L, Kacem I, Hizem Y, Djebara MB, et al. **Arteriovenous fistula is an additional risk factor for developing carpal tunnel syndrome in the hemodialysis patient.** Nefrologia Terapêutica **2014**;10:177-80.

[70] Dreano T, Albert J-D, Marin F, Sauleau P. **Síndrome do Túnel Cárpico**. EMC - Appar Locomoteur **2011**;6:1-8.

[71] Kohara N. **[Descobertas clínicas e electrofisiológicas na síndrome do túnel do carpo]**. Shinkei Kenkyu No Shinpo **2007**;59:1229-38.

[72] Miedany YE, Ashour S, Youssef S, Mehanna A, Meky FA. **Diagnóstico clínico da síndrome do túnel do carpo: um novo olhar sobre as manobras antigas**. Rev Rheum **2008**;75:632-9.

[73] Graham B, Regehr G, Naglie G, Wright JG. **Desenvolvimento e Validação de Critérios de Diagnóstico para a Síndrome do Túnel Cárpico**. J Hand Surg **2006**;31:919.e1-919.e7.

[74] Szabo RM, Slater RR, Farver TB, Stanton DB, Sharman WK. **O valor dos testes de diagnóstico na síndrome do túnel do carpo**. J Hand Surg **1999**;24:704- 14.

[75] Phalen GS. **A síndrome do túnel do carpo. Avaliação clínica de 598 mãos**. Clin Orthop **1972**;83:29-40.

[76] Katz JN, Larson MG, Sabra A, Krarup C, Stirrat CR, Sethi R, et al. **A síndrome do túnel do carpo: utilidade diagnóstica da história e dos resultados dos exames físicos**. Ann Intern Med **1990**;112:321-7.

[77] Pagnanelli DM, Barrer SJ. **Síndrome do túnel cárpico: tratamento cirúrgico utilizando o retinaculatoma Paine**. J Neurocirurgia de **1991**;75:77-81.

[78] Concannon MJ, Gainor B, Petroski GF, Puckett CL. **O valor preditivo dos estudos de electrodiagnóstico na síndrome do túnel do carpo**. Plast Reconstr

Surg **1997**;100:1452-8.

[79] Seror P. **Carpal tunnel syndrome in the elderly " Cuidado com os casos graves**. Ann Chir Main Memb Supér **1991**;10:217-25.

[80] Anastasopoulos D, Chroni E. **Efeito da síndrome do túnel do carpo na condução proximal do nervo mediano estimado por ondas F**. J Clin Neurophysiol Off Publ Am Electroencephalogr Soc **1997**;14:63-7.

[81] Kommalage M, Pathirana KD. **Influência da idade e da severidade da compressão do nervo mediano no antebraço velocidade média da condução motora na síndrome do túnel do carpo**. J Clin Neurophysiol Off Publ Am Electroencephalogr Soc **2011**;28:642-6.

[82] Chang M-H, Wei S-J, Chiang H-L, Wang H-M, Hsieh PF, Huang S-Y. **A causa da velocidade média de condução do antebraço abrandado na síndrome do túnel do carpo: um estudo de estimulação palmar**. Clin Neurophysiol Off J Int Fed Clin Neurophysiol **2002**;113:1072-6.

[83] Chang MH, Chiang HT, Ger LP, Yang DA, Lo YK. **A causa da velocidade média de condução do antebraço abrandado na síndrome do túnel do carpo**. Clin Neurophysiol Off J Int Fed Clin Neurophysiol **2000**;111:1039-44.

[84] Havton LA, Hotson JR, Kellerth J-O. **Correlação da velocidade média de condução do antebraço com a gravidade da síndrome do túnel do carpo**. Clin Neurophysiol **2007**;118:781-5.

[85] Hamidreza A, Saeid A, Mohammadreza D, Zohreh Z, Mehdi S. **Transposição subcutânea anterior do nervo ulnar com retalho fascial e excisão completa do septo intermuscular medial na síndrome do túnel cubital: uma coorte prospectiva de doentes.** Clin Neurol Neurosurg **2011**;113:631-4.

[86] Osei DA, Padegimas EM, Calfee RP, Gelberman RH. **Resultados após epicondlectomia medial oblíqua modificada para o tratamento da síndrome do túnel cubital**. J Hand Surg **2013**;38:336-43.

[87] Yamamoto K, Shishido T, Masaoka T, Katori Y, Tanaka S. **Resultados clínicos pós-operatórios na síndrome do túnel cubital**. Ortopedia **2006**;29:347-53.

[88] Leclère FMP, Manz S, Unglaub F, Cardenas E, Hahn P. **[Descompressão endoscópica do nervo ulnar na síndrome do túnel cubital: cerca de 55 pacientes]**. Neurocirurgia **2011**;57:73-7.

[89] Naran S, Imbriglia JE, Bilonick RA, Taieb A, Wollstein R. **Uma análise demográfica da síndrome do túnel cubital**. Ann Plast Surg **2010**;64:177-9.

[90] Grandizio LC, Maschke S, Evans PJ. A Gestão da Síndrome do Túnel Cubital Persistente e Recorrente. A Revista de Cirurgia da Mão. 2018;43(10):933-40.

[91] Robert L, Labat-Robert J, Robert A-M. **Envelhecimento celular, telómeros e doenças relacionadas com a idade**. Médecine Longévité **2010**;2:151-61.

[92] Lugnegård H, Juhlin L, Nilsson BY. **Neuropatia ulnar no cotovelo tratada com descompressão. Uma investigação clínica e electrofisiológica**. Scand J Plast Reconstruir Surg **1982**;16:195-200.

[93] Mondelli M, Giannini F, Ballerini M, Ginanneschi F, Martorelli E. **Incidência de neuropatia ulnar no cotovelo na província de Siena (Itália).** J Neurol Sci **2005**;234:5-10.

[94] Roulot E, Charlez C. **O nervo ulnar no cotovelo**. Chir Main **2004**;23:S110-27.

[95] Dellon AL, Hament W, Gittelshon A. **Gestão não cooperativa da síndrome do túnel cubital: um estudo prospectivo de 8 anos**. Neurologia **1993**;43:1673- 7.

[96] Landau ME, Barner KC, Murray ED, Campbell WW. **Síndrome do cotovelo frio: diminuição espúria da velocidade de condução do nervo ulnar**. Nervo Muscular **2005**;32:815-7.

[97] Landau ME, Campbell WW. **Características clínicas e Electrodiagnóstico das Neuropatias Ulnar**. Phys Med Rehabil Clin N Am **2013**;24:49-66.

[98] Halac G, Topaloglu P, Demir S, Czkrzkczoglu MA, Karadeli HH, Ozcan ME, et al. **Neuropatia de aprisionamento do nervo ulnar no cotovelo: relação entre os achados electrofisiológicos e a dor neuropática.** J Phys Ther Sci **2015**;27:2213-6.

[99] Kohut GN, Della Santa DR, Chamay A. **Síndrome de compressão do nervo ulnar no cotovelo**. Ann Chir Main Memb Sup **1996**;15:138-47.

[100] Caridi JM, Pumberger M, Hughes AP. **Radiculopatia Cervical: Uma Revisão**. HSS J **2011**;7:265-72.

[101] Fouyas IP, Statham PFX, Sandercock PAG. **Cochrane review on the role of surgery in cervical espondylotic radiculomyelopathy**. Coluna vertebral **2002**;27:736-47.

[102] Carette S, Fehlings MG. **Prática clínica. Radiculopatia cervical**. N Engl J Med **2005**;353:392-9.

[103] Klein CM. Radiculopathies. Netter Internal Medicine, Elsevier; **2011**, pp. 932-41.

[104] Vital J-M, Lavignolle B, Pointillart V, Gille O, de Sèze M. **Cervicalgia comum e neuralgia cervicobraquial.** EMC - Rhumatol-Orthopédie **2004**;1:196-217.

[105] Oh SJ. **Princípios da electromiografia clínica: estudos de caso**. Baltimore: Williams & Wilkins; **1998**.

[106] Hurtevent J-F. **Lugar da electroneuromiografia na exploração de radiculopatias**. Rev Neurol **2002**;158:1232-5.

[107] Hakimi K, Spanier D. **Electrodiagnóstico da Radiculopatia Cervical**. Phys Med Rehabil Clin N Am **2013**;24:1-12.

[108] Bouche P. **Neuropatias periféricas: polineuropatias e mononeuropatias múltiplas**. Rueil-Malmaison: Doin; **2003**.

[109] Fisher MA. **Electrofisiologia das radiculopatias**. Clin Neurophysiol Off J Int Fed Clin Neurophysiol **2002**;113:317-35.

[110] Fournier E. **EMG sindromes de lesões nervosas e musculares**. Paris: Publicações de ciências médicas; **2013**.

[111] Dillingham TR, Lauder TD, Andary M, Kumar S, Pezzin LE, Stephens RT, et al. **Identificação de radiculopatias cervicais: optimização do ecrã electromiográfico**. Am J Phys Med Rehabil Assoc Acad Physiatr **2001**;80:84-91.

[112] Lauder TD, Dillingham TR. **O ecrã de radiculopatia cervical: optimizando o número de músculos estudados**. Nervo Músculo **1996**;19:662-5.

[113] Associação Americana de Medicina Electrodiagnóstica, So YT. **Directrizes em medicina electrodiagnóstica. Parâmetro prático para a avaliação electromiográfica de pacientes com suspeita de radiculopatia cervical**. Suplemento de Nervo Muscular **1999**;8:S209-21.

[114] Aminoff MJ, editor. **O electrodiagnóstico de Aminoff em neurologia clínica**. 6. ed. Philadelphia: Elsevier Saunders; **2012**.

[115] Fournier E. **Exploração simplificada dos danos nos plexos através da redução dos danos nos nervos e radiculares conhecidos**. Rev Neurol (Paris) **2009**;165:1127-33.

ANEXOS

Apêndice 1: Ficha de informação

Identificação

-Primeiro e último nome:
-Número de ficheiro:
-Idade em anos:
-Sexo : masculino=1 feminino=2 Lateralidade : direito=1 canhoto=2
-Profissão:

Pedidos do ENMG

Médico requerente:

Médico de Clínica Geral-Residente em Medicina
-Departamento de pedidos:
- Hipótese de diagnóstico:
-Os resultados de exames adicionais:

Antecedentes

-Menopausa: sim=1 não=2
-Nenhum
-Insuficiência renal crônica
-Polineuropatia
-diabetes
-Hipotiroidismo
-Outros (especificar)

Sinais funcionais

-Sintomas:
-lado afectado: direita=1 esquerda=2 bilateral=3, se bilateral, lado dominante:
-Tempo de desenvolvimento:
-Variação dos sintomas por nectémeros:
-Falta de habilidade ou noção de deixar cair objectos: sim=1no=2

Clínica

-ROT : normal=0 patológico=1
-Amyotrofia: não=0 sim=1,
Em caso afirmativo, os músculos correspondentes:
-Teste de cinel no pulso: negativo=0 positivo=1
-Teste de Falen: negativo=0 positivo=1
-Teste de cinel no cotovelo: negativo=0 positivo=1
-Perturbações sensoriais:
-Outros:

Dados electroneuromigráficos

-Normal ENMG: sim=1 não=2
-Pathological ENMG:
Síndrome do túnel do carpo direita=1 esquerda=2 bilateral=3
Síndrome do cotovelo ulnar: direita=1 esquerda=2 bilateral=3
Radiculopatia cervical: direita=1 esquerda=2 bilateral=3
Envolvimento do plexo: direita=1 esquerda=2 bilateral=3
Outros:
-Estudo de condução nervosa:

Nervo		Estudo sensível		Estudo do motor					Onda-F
		Amp	SCV	LDM	Amp 1	Amp 2	VCM1	VCM2	
Median	Certo								
	Esquerda								
Cubital	Certo								
	Esquerda								
Radial	Certo								
	Esquerda								
BCI	Certo								
	Esquerda								
Musculo pele	Certo								
	Esquerda								

-Detecção de agulhas:

Território	Músculos	Actividade espontânea 0=normal 1=patológica	Recrutamento com base no esforço 0=normal 1=simples acelerado 2=pobre acelerado 3=intermediário acelerado
C5	Sus espinhoso		
	Deltoid		
C6	Biceps		
	Supinador longo		
C7	Palmar		
	Triceps brachii		
C8	Raptor de curta duração do I		
	Raptor do V		
	1er interósseo		

Apêndice 2: A classificação electrofisiológica da síndrome do túnel do carpo segundo a Associação Americana de Doenças Neuromusculares e Electrodiagnóstico [12]

EtapasCritérios ENMG

SCC ligeiro	-Prolongamento de latências sensoriais distais. -Absistência de anomalias no estudo das respostas motoras. -Não há provas de envolvimento axonal.
SCC moderado	-Prolongamento de latências sensoriais distais. -Prolongamento de latências distais do motor. -Não há provas de envolvimento axonal.
SCC severo	As anomalias eléctricas acima mencionadas. -Presença dos seguintes argumentos para os danos axonais: *Absistência ou diminuição das amplitudes dos potenciais sensoriais. *Absistência ou diminuição das amplitudes do potencial motor. *Anomalias na detecção: Presença de fibrilação, alterações na Potenciais da unidade motora (PUM grande, PUM polifásico, PUM grande).

Apêndice 3: Classificação eléctrica da síndrome do cotovelo ulnar por PADUA et al [13]

EtapasCritérios ENMG

Negativo	-Absistência de anomalias eléctricas.
Ligeiro	- VCS motorizado diminuído na passagem do cotovelo. -Amplitudes correctas das respostas sensoriais do nervo ulnar.
Moderado	- VCS motorizado diminuído na passagem do cotovelo. - Amplitudes diminuídas das respostas sensoriais do nervo ulnar.
Severo	- VCS motorizado diminuído na passagem do cotovelo. -Absistência de respostas sensoriais do nervo ulnar.
Extremo	-Absistência de respostas sensoriais ou hipotenárias motoras do nervo ulnar

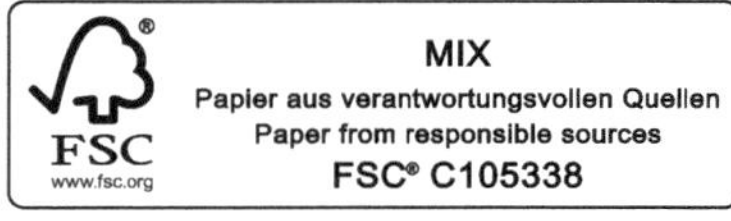

Printed by Books on Demand GmbH, Norderstedt / Germany